高等职业教育"十二五"规划教材

食品营养与安全
技能实训教程

主编　李志香

U0390880

中国轻工业出版社

图书在版编目（CIP）数据

食品营养与安全技能实训教程/李志香主编. —北京：中国轻工业出版社，2014.2

高等职业教育"十二五"规划教材

ISBN 978-7-5019-8097-0

Ⅰ.①食… Ⅱ.①李… Ⅲ.①食品营养—高等职业教育—教材 ②食品安全—高等职业教育—教材 Ⅳ.①R151.3 ②TS201.6

中国版本图书馆 CIP 数据核字（2014）第 017014 号

责任编辑：张 靓 责任终审：滕炎福 封面设计：锋尚设计
版式设计：锋尚设计 责任校对：张 杰 责任监印：张 可

出版发行：中国轻工业出版社（北京东长安街 6 号，邮编：100740）
印　　刷：三河市万龙印装有限公司
经　　销：各地新华书店
版　　次：2014 年 2 月第 1 版第 1 次印刷
开　　本：720×1000　1/16　印张：12.75
字　　数：259 千字
书　　号：ISBN 978-7-5019-8097-0　定价：28.00 元
邮购电话：010 – 65241695　传真：65128352
发行电话：010 – 85119835　85119793　传真：85113293
网　　址：http://www.chlip.com.cn
Email：club@ chlip.com.cn
如发现图书残缺请直接与我社邮购联系调换
131141J2X101ZBW

本系列教材编委会

（按姓氏笔画排列）

本书编写人员

主　　编　李志香　齐鲁师范学院

副 主 编　丁宏伟　齐鲁师范学院
　　　　　　于　辉　山东农业工程学院

参编人员　李佳忠　山东技师学院
　　　　　　安　霞　齐鲁师范学院
　　　　　　齐沙沙　山东省农产品贮运保鲜技术重点实验室
　　　　　　　　　　（山东商业职业技术学院）
　　　　　　王祎男　山东科技职业学院

前 言
FOREWORD

　　《食品营养与安全技能实训教程》是食品类相关专业的职业技术（技能）核心课程之一。为进一步深化实验教学改革，面向生产第一线培养具有创新能力和实践能力的应用型高级技术人才，本教材遵循"应用性、职业性、实用性、新颖性"原则，力求理论与实践相结合，体现多学科、多技术领域的交叉渗透与复合特色，突出综合性、技术实践性、实用性和可操作性强的特点，着力加强学生应用能力和动手操作技能的培养。

　　本教材根据教育部职业教育和应用型人才教学要求以及《高等职业学校专业教学标准（试行）》的解读而编写。全书共分三部分：第一部分食品中营养素测定技能训练，包括七大类营养素的测定分析等 11 个技能训练项目；第二部分公共营养，主要包括膳食调查与评价、人体测量及评价、食堂卫生学调查、营养标签识别、食谱及健康档案的编制等 6 个技能训练项目；第三部分食品安全检测技能训练，主要包括了食品的细菌学检验、生产环境及食品的卫生学检验、食品添加剂及食品中有毒有害物质的检测等 10 个技能训练项目。其内容依据国家颁布的最新标准编制，可供任课教师根据本学校的教学实际而进行选择。

　　本教材既可作为高等职业院校食品类、医学类相关专业实训用书，又可作为应用型本科及职业培训用教材，也可作为食品质量检验、食品安全监督、公共营养卫生等行业从业人员的参考用书。

　　本教材由李志香主编，具有丰富教学和实践经验的一线教学人员参加编写。具体分工如下：李志香编写第一部分技能训练一、技能训练二，第二部分技能训练一、技能训练二，第三部分技能训练一~技能训练三；丁宏伟编写第一部分技能训练六~技能训练九、第三部分技能训练七、技能训练八，并编制了附录三；于辉编写第二部分技能训练四~技能训练六，并编制了附录一；李佳忠编写第三部分技能训练四~技能训练六，并编制了附录二；安霞编写第一部分技能训练四、第二部分技能训练三，并编制了附录七；附录四~附录六由王祎男、安霞编制；齐沙沙编写第一部分技能训练三、技能训练五、技能训练十、技能训练十一，第三部分技能训练九、技能训练十。全书由李志香统稿。

　　由于编者水平所限，错误和不妥之处在所难免，敬请读者不吝赐教和批评指正。

编者

目 录
CONTENTS

第一部分
食品中营养素测定技能训练

技能训练一　技能训练须知与食品样品的采集

一、技能目标

1. 了解实验室规则及注意事项。
2. 掌握实验样品取样要求。

二、实验室规则及注意事项

　　食品营养与卫生学技能训练课的目的是：使学生掌握和了解食品营养与卫生学的基本知识，训练最基本的操作技能，加深理解课堂讲授的理论。同时，通过实训，培养学生观察、思考、分析问题和解决问题的能力，实事求是，严肃认真的科学态度以及勤俭节约，爱护公物的良好学风。

　　为了上好实训课，并确保安全，特提出以下注意事项：

　　（1）实验操作前，必须对实验内容进行充分预习，以做到心中有数，思路清楚。

　　（2）进入实验室，按分组名单及实验桌位进行操作。实验过程中，所用过的玻璃仪器及试剂瓶应按使用先后次序放置整齐。养成用过的物品要归原的良好习惯。如有损坏仪器，应立即报告老师并登记于仪器破损登记本上。

　　（3）实验过程中，取用试剂前应仔细看清楚标签上的名称及规格、符合后方可取用，要防止各种试剂间的交叉污染，一旦发生污染，该试剂应弃去重配，凡被污染的试剂瓶及吸管等玻璃仪器必须重新更换。试剂瓶盖应随时盖好、严防错盖瓶盖。倾倒液体试剂时，应使瓶签朝上，避免污染瓶签。使用试剂应注意节约。

（4）实验过程中应注意安全，切勿使酒精、乙醚、丙酮等易燃品接近火源。如遇火险，应先关掉火源，再用湿布或沙土掩盖灭火，必要时用灭火器。

（5）做有毒气体及刺激性气体排放的实验时，应在通风橱中进行操作，并注意实验室内空气流通，消化时打开排气机。

（6）贵重仪器初次使用时，必须在老师的指导下进行，使用前要熟悉操作方法，并严格遵守操作规程，发生故障应立即报告老师，不得自行拆修，使用后请老师验收。

（7）做完实验的废液倒入水池内，含强酸、强碱的则需用水稀释后冲入水池内，或倒入指定容器单独处理。

（8）普通仪器，如烧瓶、烧杯、试管等，每次用完后，须用肥皂水（餐洗）等洗涤，自来水冲洗清洁，最后再用蒸馏水淋洗、晾好。对公用的仪器，要复至原位及清洗干净放回原处。

（9）实验结束后，应将桌面、地面整理清洁，离开实验室前应关好门窗及水电。

（10）每次实验完毕后，应立即整理所观察的现象及结果，写出实验报告，按时交给老师。对于当时不能得到结果而需要连续观察的实验，需记下每次观察的现象和结果，以便分析。

三、实验样品的采取

食品的营养成分分析和食品的卫生学鉴定，都只能抽取整批食品中的一部分作为样品进行检验，根据这些样品的检验结果来评价整批食品的质量。因此应进行正确的采样，使采取的样品数量既达到高度的代表性又不浪费物资。

（一）采样的动因

1. 预防性卫生管理

对新产品，原料代用品或成品进行检查，测定其是否符合国家标准和规定，探索其食用价值及其对健康的影响；

2. 经常性卫生管理

根据国家的标准、规定和卫生学的要求，对各类食品及与食品加工有关的一切物件进行经常性的化学和细菌学的检查。

3. 当发生事故或在卫生上有可疑时进行的检查

例如食物中毒，食品腐败，包装破损，混入夹杂物或质量可疑的情况等。

（二）采样的原则

（1）使样品的数量有充分的代表性，又不浪费食品。

（2）尽可能保持食品原有的品质及包装状态。

（3）不掺入防腐剂、不使样品污染其他物质或致病因素。必要时冰箱保存不得超过 12h。

（4）以最快的运送方式送至化验室。

（5）不随便委托别人采样。

（6）采样容器应清洁或无菌，并注意采样操作。

（7）如涉及刑事事件，样品应送公安机关法医部门检查。

（三）采样的一般规则

（1）采样前应该验证该批食物的有关文件。外地调入的食物应了解其起运日期、来源地点、数量、品质及包装情况并结合运货单、兽医卫生人员证明、商品检验机关或卫生部门的化验单进行研究。如在工厂、商店或仓库采样时，应了解食品的批号、制造日期、厂方化验记录及现场卫生状况等。同时还应了解该批食品的运输、保管条件、外观、包装容器情况。

（2）采样数量：

①液体、半流体食品：如植物油、鲜奶、酒或其他饮料用大桶装或大罐装者，应先充分混匀后再采样，取量为 0.5 ~ 1.0L；

②粮食及固体食品：应自每批食品的上、中、下三层按五点或七点法分别采取部分样品后，按四分法对角采样，经几次混合后，采取有代表性的样品 0.5 ~ 1.0kg；

③肉类、水产类等食品：应分别采取不同部位的样品混合、取样量为 0.5 ~ 1.0kg；

④罐头食品或其他小包装食品：应根据批号随机取样。同一批号取样件数，250g 以上的包装不得少于 2 件，250g 以下者应为 3 ~ 5 件。

（3）记录采样单位、地址、日期、样品批号、采样条件、包装情况、数量以及检验目的。

（4）食品卫生检验应包括感官检查、理化检验、细菌学检验三大项，如送验样品感官检查已不符合规定，或已腐败变质，可不必再进行理化检验。

（5）细菌检验的样品应以无菌的容器和无菌的手续进行，当场封口，并于运输途中注意冷藏。

（6）样品的存放应尽可能保持原状，易变质食品尤应注意妥善保存，检验结束后，仍应保留一定时期，以备需要时复验。

（7）将分析结果写出详细报告。

四、分析与讨论

1. 酒精灯不慎打翻桌面，桌面起火，应怎样处置？

2. 为什么要进行采样？其采取原则是什么？

3. 不同食品的采集数量有何要求？

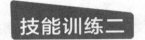 食品中水分的测定

一、技能目标

1. 通过本实验掌握食品水分测定的一般原理及方法。

2. 学会分析天平的使用，以便为今后食品营养成分的分析，以及定量实验配制试剂的准确称量奠定基础。

二、基本原理

水分是食品的重要组成成分之一，水分有自由水与结合水之分。所谓自由水是指存在于食品组织细胞间隙或毛细管中，具有天然水的性质（即0℃能结冰，100℃能沸腾，能导电，能溶解电解质等），在环境湿度的影响下能自由进出于食品的水分；而结合水则指与食品中的亲水物质紧密结合，不具有天然水的性质，在受热情况下也不易除去的水分。但现代食品科学观点认为，自由水与结合水之间没有截然的分界线，只是水分与吸附物质之间的吸引力有强弱差别而已，也就是说，从结合水到自由水是逐渐过渡的。

食品中水分的测定方法很多，通常有加热干燥法、蒸馏法、容量法、电测

法、近红外分析法、气相色谱法和核磁共振法等。加热干燥法是多年来水分分析的主要方法。但不同的国家、地区、不同的学术组织对加热干燥法测定水分的条件规定不尽相同。我国食品分析，对各类食品以 101～105℃直接干燥法作为第一标准法（GB/T 5009.3—2010）。本方法适用于在 101～105℃下，不含或含其他挥发性物质甚微的谷物及其制品、水产品、豆制品、乳制品、肉制品及其卤菜制品等食品中水分的测定，不适用于水分含量小于 0.5g/100g 的样品。本实验是利用食品中水分的物理性质，在 101.3kPa（一个大气压），温度101～105℃下采用挥发方法测定样品中干燥减失的重量，包括吸湿水、部分结晶水和该条件下能挥发的物质，再通过干燥前后的称量数计算水分含量。

三、实验试剂与器材

1. 试剂

（1）盐酸（优级纯）溶液（6mol/L）：量取 50mL 盐酸，加水稀释至 100mL。

（2）氢氧化钠（优级纯）溶液（6mol/L）：称取 24g 氢氧化钠，加水溶解并稀释至 100mL。

（3）海沙：取用水洗去泥土的海沙或河沙，先用盐酸（6mol/L）煮沸0.5h，用水洗至中性，再用氢氧化钠溶液（6mol/L）煮沸 0.5h，用水洗至中性，经 105℃干燥备用。

2. 仪器

电热恒温干燥箱，分析天平，干燥器（内附有效干燥剂），坩埚，蒸发皿等。

四、操作步骤

烘箱定温→烘干坩埚→烘干试样。

（一）固体样品

1. 烘箱定温

烘箱中温度计水银球距网格约 2.5cm，放入坩埚（或称量瓶）前将温度升至低于 80℃。

2. 烘干坩埚

取干净的坩埚（或称量瓶），放于烘箱内温度计水银球下方的网格上，盖斜支于坩埚（或称量瓶）的边沿上，调节烘箱温度至（103±2）℃；烘30～60min，取出盖好，置于干燥器中冷却至室温（约0.5h），称重。复烘30～60min，烘至前后两次质量差不超过2mg，即视为恒量。

3. 烘干试样

将混合均匀的试样迅速磨细至颗粒小于2mm，不易研磨的样品应尽可能切碎，称取2～10g试样（精确至0.0001g），放入恒重的坩埚（m_0）中，试样厚度不超过5mm，如为疏松试样，厚度不超过10mm，加盖，精密称量后，置101～105℃干燥箱中，瓶盖斜支于瓶边，干燥2～4h后，盖好取出，放入干燥器内冷却0.5h后称量。复烘1h左右，取出，放入干燥器内冷却0.5h后再称量，至恒重。前后两次质量差不超过2mg，即为恒重。

注：两次恒重值在最后计算中，取最后一次的称量值。

（二）半固体和液体样品

取洁净的称量瓶，内加10g海沙及一根小玻棒，置101～105℃干燥箱中，干燥1.0h后取出，放入干燥器内冷却0.5h后称量，并重复干燥至恒重。然后称取5～10g试样（精确至0.0001g），置于蒸发皿中，用小玻棒搅匀放在沸水浴上蒸干，并随时搅拌，擦去皿底的水滴，置101～105℃干燥箱中干燥4h后盖好取出，放入干燥器内冷却0.5h后称量。以下按固体样品步骤3自"复烘1h左右，取出，放入干燥器内冷却0.5h……"操作。

五、结果计算

$$X = \frac{m_1 - m_2}{m_1 - m_0} \times 100$$

式中　X——试样中水分的含量，g/100g；

　　　m_1——烘干前试样与坩埚或称量瓶（加海沙、玻棒）合重，g；

　　　m_2——烘干后试样与坩埚或称量瓶（加海沙、玻棒）合重，g；

　　　m_0——恒重坩埚或称量瓶（加海沙、玻棒）的质量，g。

水分含量大于等于1g/100g时，计算结果保留三位有效数字；水分含量小于1g/100g时，计算结果保留两位有效数字。

六、说明与注意事项

（1）该方法适合水分是唯一挥发性物质的食品中水分的测定。

（2）称量的恒重是指同一份样品而言。

（3）加入海沙可使样品分散，增加其表面积，使水分容易除去。如无海沙，可用玻璃碎末代替。

（4）干燥器内一般采用硅胶作为干燥剂，当其颜色由蓝色变为粉红色时，可置于烘箱中于80℃烘干0.5～1.0h至颜色重新变为蓝色，冷却后备用。

（5）直接干燥法测定水分的主要误差来源是样品的细度、烘干时间与温度。样品过粗，失水速度慢，易使测定结果偏低。烘干时间与温度不当，显然会影响测定结果，这里值得指出的是，尽量不要多次复烘。另外，样品的处理、样品在烘干后在干燥器内的滞留时间、称量速度（干燥后反吸，尽快称重）等也会影响测定结果。

（6）对高水分食品的水分测定，因样品粉碎困难等原因，易先预干燥后再测定，即采用两次干燥法测定。

七、分析与讨论

1. 在实验过程中，为什么被测食品及器皿烘至一定时间取出后要置于干燥器中冷却至室温称重？

2. 为什么被测样品及器皿要进行恒重？

3. 直接干燥法适合于何种食品的水分测定？

4. 实验中影响测定准确度的主要因素有哪些？

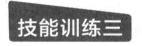 **食品中糖的测定**

一、技能目标

1. 了解还原糖和总糖测定的基本原理。

2. 学习比色法测定还原糖的操作方法。

3. 学习分光光度计的使用。

二、基本原理

在碱性条件下，3,5 - 二硝基水杨酸（DNS）与还原糖共热后被还原为3 - 氨基 - 5 - 硝基水杨酸（棕红色物质），该物质在 540nm 波长处有最大吸收。在一定的浓度范围内，还原糖的量与光吸收值呈线性关系，利用比色法，查对标准曲线可计算样品中的还原糖含量。

DNS
黄色

3 - 氨基 - 5 - 硝基水杨酸
棕红色

三、实验试剂与器材

1. 试剂

（1）1mg/mL 葡萄糖标准溶液：准确称取干燥恒重的葡萄糖 100mg，加少量蒸馏水溶解后，以蒸馏水定容至 100mL，即含葡萄糖为 1.0mg/mL。

（2）3,5 - 二硝基水杨酸（DNS）试剂：称取 6.3g 3,5 - 二硝基水杨酸并量取 262mL 2mol/L NaOH 加到酒石酸钾钠的热溶液中（182g 酒石酸钾钠溶于 500mL 水中），再加 5g 结晶酚和 5g 亚硫酸氢钠溶于其中，搅拌溶解，冷却后定容到 1000mL 贮于棕色瓶中，放置一周后使用。

（3）碘 - 碘化钾溶液：称取 5g 碘和 10g 碘化钾溶于 100mL 蒸馏水中。

（4）6mol/L NaOH：称取 120g NaOH 溶于 500mL 蒸馏水中。

（5）0.1% 酚酞指示剂。

（6）6mol/L HCl 溶液。

2. 材料

小麦淀粉或玉米淀粉。

3. 器材

分光光度计，天平，水浴锅，电炉，具塞刻度试管、试管若干等。

四、操作步骤

1. 葡萄糖标准曲线制作

取 6 支 25mL 具塞刻度试管，按表 1-1 加入 1.0mg/mL 葡萄糖标准液和蒸馏水。

表 1-1　　　　　　　加入葡萄糖标准液和蒸馏水量

试　　剂	管　号					
	0	1	2	3	4	5
葡萄糖标准液体积/mL	0	0.2	0.4	0.6	0.8	1.0
蒸馏水体积/mL	2.0	1.8	1.6	1.4	1.2	1.0
DNS 溶液体积/mL	1.5	1.5	1.5	1.5	1.5	1.5
葡萄糖含量/mg	0	0.2	0.4	0.6	0.8	1.0

将各管溶液混合均匀，在沸水中加热 5min，取出后立即用冷水冷却到室温，
再向每管加入蒸馏水至 10mL 刻度，摇匀

$\lambda = 540nm$ 处测定吸光度

以葡萄糖含量（mg）为横坐标，光吸收值为纵坐标，绘制标准曲线。

2. 样品中还原糖的提取

准确称取 0.5g 小麦淀粉，放入 100mL 烧杯，先以少量蒸馏水（约 2mL）调成糊状，然后加入 40mL 蒸馏水，混匀，于 50℃ 恒温水浴中保温 20min，搅拌，使还原糖浸出后过滤，将滤液全部收集在 50mL 容量瓶中，蒸馏水定容至刻度，即为还原糖提取液。

3. 样品总糖的水解及提取

准确称取 0.5g 小麦淀粉，放入锥形瓶，加入 6mol/L HCl 10mL、蒸馏水 15mL，沸水浴中加热 0.5h。取 1~2 滴置于白瓷板上，加 1 滴碘-碘化钾溶液检查水解是否完全。若水解完全，则不呈现蓝色。水解完全后，冷却至室温后加入 1 滴酚酞指示剂，以 6mol/L NaOH 溶液中和至溶液呈微红色，并定容到 100mL，过滤，取滤液 10mL 于 100mL 容量瓶中，定容至刻度，混匀，即为稀释 1000 倍的总糖水解液，用于总糖测定。

4. 样品中含糖量的测定

样品中含糖量的测定见表 1-2。

表1-2 样品含糖量测量

试剂	空白	还原糖	总糖
样品溶液体积/mL	0	1.0	1.0
蒸馏水体积/mL	2.0	1.0	1.0
水杨酸体积/mL	1.50	1.50	1.50

将各管溶液混合均匀，在沸水中加热5min，取出后立即用冷水冷却到室温，再向每管加入蒸馏水至10mL刻度，摇匀

$\lambda = 540nm$ 处测定吸光度

样品溶液中还原糖和总糖

测定后，取样品的光吸收值在标准曲线上查出相应的糖量。

五、结果计算

按下式计算出样品中还原糖和总糖的含量：

$$还原糖（以葡萄糖计）含量 = \frac{\rho \times V}{m \times 1000} \times 100(\%)$$

$$总糖（以葡萄糖计）含量 = \frac{\rho \times V}{m \times 1000} \times 稀释倍数 \times 0.9 \times 100(\%)$$

式中　　ρ——还原糖或总糖提取液的浓度，mg/mL；

V——还原糖或总糖提取液的总体积，mL；

m——样品质量，g；

1000——mg换算成g的系数。

六、说明与注意事项

1. 离心时，对称位置的离心管必须配平。

2. 标准曲线的制作与样品测定应同时进行显色，并使用同一空白调零点比色。

3. 若比色液颜色过深，其吸光度可能超出标准曲线浓度范围，可将样液稀释后再显色测定。

七、分析与讨论

比色时为什么要设计空白管？

技能训练四 食品中粗纤维的测定

一、技能目标

了解食品中粗纤维含量的测定方法与原理。

二、基本原理

粗纤维是膳食纤维的主要成分，广泛存在于植物性食品中。由于人类消化道中没有分解这类多糖中 O – 糖苷键的酶，故它们不能被人体吸收利用，但它们能够促进肠道蠕动，改善消化系统机能。成人每日摄入 25~30g 膳食纤维是保证身体健康的重要条件。

膳食纤维的测定方法主要有非酶重量法、酶重量法和酶化学法三种。非酶重量法只能用于粗纤维的测定。纤维素不溶于水及常见有机溶剂，对稀酸、稀碱相当稳定，只有与浓硫酸共热才水解为葡萄糖。在硫酸作用下，样品中的糖、淀粉、果胶质和半纤维素等物质经水解除去后，再用热碱溶液处理，除去蛋白质和脂肪酸（皂化脂肪，溶解蛋白质），然后用乙醇、乙醚除去单宁、色素及残余脂肪，剩余残渣减去灰分（不溶于酸碱的杂质，主要是无机物质），即得粗纤维素。

三、实验试剂与器材

1. 试剂

（1）1.25% 氢氧化钾溶液。

（2）1.25% 硫酸溶液。

（3）0.1% 甲基红：0.1g 甲基红，60% 乙醇定容 100mL。

（4）1% 酚酞：将 1g 酚酞用 95% 乙醇溶解，定量至 100mL。

（5）石棉：加 5% 氢氧化钠溶液浸泡石棉，在水浴上回流 8h 以上，再用热水充分洗涤。然后用 20% 盐酸在沸水浴上回流 8h 以上，再用热水充分洗涤，干燥。在 600~700℃ 中灼烧后，加水使成混悬物，贮存于玻塞瓶中。

2. 仪器

抽滤系统，G2 垂融漏斗（坩埚），石棉坩埚，干燥器，24 目筛，亚麻布，精密 pH 试纸。

四、 操作步骤

（1）样品准备：干燥样品，如粮食、豆类等，称取适量样品（足够分析），粉碎过 24 目筛；水分较高样品，如蔬菜、水果、薯类等，称取适量样品，加一定量水打浆。

（2）垂融漏斗准备：取 G2 垂融漏斗（内放一折叠滤纸），在 105℃ 烘箱中烘干后称重，重复操作直至恒重。

（3）称取 20~30g 捣碎的样品（5.0g 干样品），移入 500mL 锥形瓶中，加入 200mL 煮沸的 1.25% 硫酸，加热使微沸，保持体积恒定（回流，或盖小漏斗），维持 30min，每隔 5min 摇动锥形瓶一次，以充分混合瓶内的物质。

（4）取下锥形瓶，立即用亚麻布过滤后，用沸水冲洗至洗液不呈酸性（以甲基红为指示剂，也可选精密 pH 试纸）。

（5）再用 200mL 煮沸的 1.25% 氢氧化钾溶液，将亚麻布上的残留物先洗入原锥形瓶内加热微沸 30min 后，取下锥形瓶，立即以亚麻布过滤。以沸水洗涤 2~3 次后，至洗液不呈碱性（以酚酞为指示剂，变色范围是 pH8.2~10.0 红色到无色，也可选精密 pH 试纸）。移入已干燥称量的 G2 垂融坩埚（或同型号的垂融漏斗）中，抽滤，用热水充分洗涤后，抽干。再依次用 50~100mL 的乙醇和乙醚各洗涤一次。将坩埚和内容物在 105℃ 烘箱中烘干后称重，重复操作，直至恒重。

（6）如果样品中含有较多的不溶性杂质，则可将样品移入石棉坩埚，烘干称量后，再移入 550℃ 高温炉中灰化，使含碳的物质全部灰化，置于干燥器内，冷却至室温称量，所损失的量即为粗纤维量。

五、结果计算

$$X = \frac{m_1 - m_2}{m} \times 100$$

式中　X——样品中粗纤维的含量，%；

m_1——在 105℃下经干燥称得的恒重，g；

m_2——在 550℃灼烧后的质量，g；

m——样品的质量，g。

六、说明与注意事项

（1）本法测定结果的准确性取决于操作条件的控制。实验证明样品细度、热回流时间、沸腾状态以及过滤时间等因素都将对测定结果产生影响。样品粒度过大影响消化，结果偏高；粒度过细则造成过滤困难。沸腾不能过于剧烈，以防止样品脱离液体，附于液面以上的瓶壁上。过滤时间不能过长，一般不超过 10min，否则应适量减少称样量。

（2）恒重要求：烘干小于 1mg，灰化小于 0.5mg。

（3）样品中脂肪含量高于 1% 时，应先用乙醚、石油醚脱脂，然后再测定。

七、分析与讨论

1. 为什么将实验测定结果称"粗纤维"？
2. 粗纤维测定过程中应注意干燥至恒重，其意义何在？

技能训练五　食品中脂肪的测定（索氏提取法）

一、技能目标

熟练掌握索氏提取法的原理、操作步骤和注意事项。

二、基本原理

将经过预处理干燥分散的样品，用无水乙醚或石油醚等溶剂进行提取，使样品中的脂肪进入溶剂当中，然后从提取液中回收溶剂，最后所得的残留物，在食品分析上称为脂肪（或粗脂肪）。因为残留物中除主要含游离脂肪外，还含有色素及挥发油、蜡、树脂等物，因此，用该法测得的为粗脂肪。

三、实验试剂与器材

1. 试剂

无水乙醚（或石油醚，分析纯），海沙。

2. 材料

糕点或猪肉。

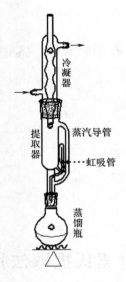

冷凝器

提取器

蒸汽导管

虹吸管

蒸馏瓶

图 1-1　索氏提取器

3. 器材

索氏提取器（见图 1-1），电热恒温箱，分析天平，蒸发皿，绞肉机（或组织捣碎机），电热恒温水浴锅，研钵，脱脂棉，脱脂细沙，滤纸。

四、操作步骤

1. 样品处理

（1）固体样品：至少取 200g，用研钵捣碎、研细、混合均匀（不易捣碎的样品，应剪成细粒），置于密闭玻璃容器内。

（2）固、液体样品：按比例至少取 200g，用组织捣碎机捣碎，混合均匀，置于密闭玻璃容器内。

（3）粉状或糊状样品：至少取 200g（若粉粒较大也需研细），置于密闭玻璃容器内。

2. 称量与干燥

（1）准确称取 5.0g 样品于蒸发皿中，加入适量海沙，沸水浴上蒸干。

（2）将伴有海沙的试样连同用蘸有无水乙醚或石油醚的脱脂棉擦净蒸发皿和玻璃棒，一并放入滤纸筒内，并在滤纸筒上方压实少量脱脂棉。

（3）将盛有试样的滤纸筒移入电热恒温箱，在（103±2）℃［糕点在（90±2）℃］烘干 2h。

3. 抽提

将滤纸筒放入索氏提取器内，连接已干燥至恒重的底瓶，倒入乙醚（或石油醚），其量为底瓶的 2/3 体积，在水浴上加热进行回流抽提。水浴温度应控制在使提取液每 6～8min 回流一次。根据样品含油量的高低，回流抽提 6～12h，直到抽提完全。

4. 烘干、称重

取出滤纸筒，回收乙醚（或石油醚），待底瓶内的乙醚（或石油醚）剩下 1～2mL 时，取下底瓶，水浴蒸干。在 100～105℃烘干 0.5h，冷却、称重；再烘干直至前后两次称量差不超过 0.002g。

五、结果计算

食品中粗脂肪含量以质量分数（w）计，数值以 % 表示，按照下式计算。

$$w = \frac{m_2 - m_1}{m} \times 100$$

式中　w——粗脂肪含量，% ；

m——样品的质量，g ；

m_1——底瓶的质量，g ；

m_2——底瓶和粗脂肪的质量，g 。

六、说明与注意事项

（1）样品必须干燥，样品中含水分会影响溶剂的提取效果，造成非脂成分的溶出。

（2）滤纸筒的高度不要超过回流弯管，否则会带来测定误差。

（3）所用的无水乙醚不应含有过氧化物，过氧化物会导致脂肪氧化，造成爆炸危险。乙醚回收后，剩下的乙醚必须在水浴上彻底挥发干净，否则放入烘箱有爆炸的危险。乙醚使用过程中，应保持室内良好的通风，且不能有明火。

（4）抽提完全的判断：观察提取筒中溶剂的颜色，一般测定脂肪的食品样品会含有少量色素，当提取溶剂无色时可认为脂肪已经提净；也可以用滴管取提取筒内乙醚一滴滴在薄纸片上，对光观察，若无油迹则可认为提取完全。

（5）在挥干溶剂时应避免温度过高造成氧化粗脂肪，使得恒重困难。

七、分析与讨论

1. 为什么要在抽提器内加入海沙？
2. 该方法是否适合脂肪含量较低的样品？为什么？

技能训练六　　**食品中蛋白质的测定**

方法一：凯氏定氮法

一、技能目标

1. 了解凯氏定氮法测定蛋白质的原理。
2. 学习掌握凯氏定氮法测定蛋白质的操作方法及装置。

蛋白质为复杂的含氮有机化合物，所含元素主要为碳、氢、氧、氮及硫等。各类食物的蛋白质含量很不均衡，故蛋白质含量测定为评价食品营养价值的重要指标。凯氏定氮法由 Kieldahl 于 1883 年首先提出，经过长期改进，迄今已演变成常量法、微量法、半微量法、自动定氮仪法等多种，虽然操作烦琐、费时，但是由于结果准确、重现性好，迄今仍被作为食品、饲料分析、种子鉴定及营养和生化研究中应用最广泛的测定粗蛋白的一种方法。

二、基本原理

蛋白质是含氮的有机化合物。食品与硫酸和硫酸铜、硫酸钾一同加热消化，使蛋白质分解，分解的氨与硫酸结合生成硫酸铵。然后碱化蒸馏使氨游离，用硼酸吸收后以硫酸或盐酸标准滴定溶液滴定，根据酸的消耗量乘以换算系数，即为蛋白质的含量。

1. 消化

$$H_2SO_4 \xrightarrow{\Delta} SO_2 + H_2O + [O]$$

$$R\!-\!\underset{\underset{NH_2}{|}}{CH}\!-\!COOH + [O] \longrightarrow R\!-\!\overset{\overset{O}{\|}}{C}\!-\!COOH + NH_3$$

$$R\!-\!\overset{\overset{O}{\|}}{C}\!-\!COOH \xrightarrow{[O]} nCO_2 + mH_2O$$

$$2NH_3 + H_2SO_4 \longrightarrow (NH_4)_2SO_4$$

2. 蒸馏

在消化完全的样品溶液中加入浓氢氧化钠使其呈碱性，加热蒸馏，即可释放出氨气。

$$(NH_4)_2SO_4 + 2NaOH \xrightarrow{\Delta} Na_2SO_4 + 2H_2O + 2NH_3\uparrow$$

3. 吸收

蒸馏出来的氨用硼酸吸收。

$$2NH_3 + 4H_3BO_3 \longrightarrow (NH_4)_2B_4O_7 + 5H_2O$$

4. 滴定

吸收液用盐酸标准液滴定。

$$(NH_4)_2B_4O_7 + 2HCl + 5H_2O \longrightarrow 2NH_4Cl + 4H_3BO_3$$

三、实验试剂与器材

1. 试剂

（1）硫酸铜（$CuSO_4 \cdot 5H_2O$）。

（2）硫酸钾。

（3）硫酸（密度为1.8419g/L）。

（4）2%硼酸溶液。

（5）40%氢氧化钠溶液。

（6）0.05mol/L HCl 标准滴定溶液。

（7）混合指示液：1份0.1%甲基红乙醇溶液与5份0.1%溴甲酚绿乙醇溶液临用时混合。也可用2份0.1%甲基红乙醇溶液与1份0.1%亚甲基蓝乙醇溶液临用时混合。

2. 仪器

凯氏烧瓶（100mL），小漏斗，容量瓶（100mL），接收瓶（小三角瓶），微量滴定管（2mL 或 10mL），凯氏定氮装置。

四、操作步骤

1. 试样处理

称取 0.20～2.00g 固体试样或 2.00～5.00g 半固体试样或吸取 10.00～25.00mL 液体试样（约相当氮 30～40mg），移入干燥的 100mL 或 500mL 定氮瓶中。

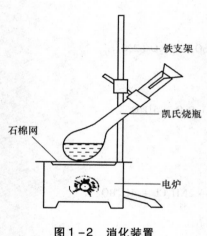

图1-2　消化装置

2. 消化

加入 0.2g 硫酸铜，6g 硫酸钾及 20mL 硫酸，稍摇匀后于瓶口放一小漏斗，将瓶斜置于有电炉上，在通风橱内加热消化（图1-2）。先小火加热，待内容物全部炭化，泡沫完全停止后，加强火力，并保持瓶内液体微沸，至液体呈蓝绿色澄清透明后，再继续加热 0.5h，取下放冷。

3. 定容

沿瓶壁加入少量蒸馏水稍加稀释，移入 100mL 容量瓶中，并用少量水洗定氮瓶，洗液并入容量瓶中，再加水至刻度，混匀备用。同时做试剂空白试验。

4. 蒸馏

按图1-3装好凯氏定氮装置。

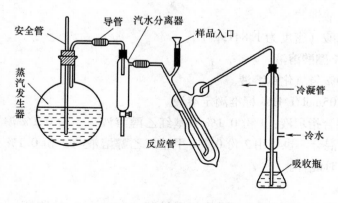

图1-3　微量凯氏定氮蒸馏装置

5. 滴定

取下接收瓶。以 0.05mol/L HCl 标准溶液滴定至灰色或蓝紫色为终点,记录所用酸液的体积（V_1）。同时准确吸取 10mL 试剂空白消化液同上操作,记录所用酸液的体积（V_2）。

6. 冲洗反应室

蒸馏完毕,由小玻杯中倒入适量的蒸馏水（待蒸气很足、反应室外壳温度很高时）,一手轻提棒状玻塞使冷水流入反应室,同时立即用另一手旋紧螺旋夹,切断气源,使反应室内的废液自动吸出至外层中,如此反复洗三次后,打开螺旋夹,将废液排走,然后进行下一样品的测定。

五、 计算结果

试样中蛋白质的含量按下式进行计算:

$$X = \frac{(V_1 - V_2) \times c \times 0.014}{m \times \frac{10}{100}} \times F \times 100$$

式中　X——试样中蛋白质的含量,g/100g 或 g/100mL;

V_1——试样消耗硫酸或盐酸标准滴定液的体积,mL;

V_2——试剂空白消耗硫酸或盐酸标准滴定液的体积,mL;

c——硫酸或盐酸标准滴定溶液浓度,mol/L;

0.014——每毫升盐酸标准液相当氮的质量,g;

m——试样的质量,g;

F——氮换算为蛋白质的系数。一般食物为 6.25;乳制品为 6.38;面粉为 5.70;玉米、高粱为 6.24;花生为 5.46;米为 5.95;大豆及其制品为 5.71;肉与肉制品为 6.25;大麦、小米、燕麦、裸麦为 5.83;芝麻、向日葵为 5.30。

计算结果保留三位有效数字。

六、说明与注意事项

（1）消化要在通风橱内进行。烧瓶应洗净干燥,移入样品时防止粘在颈壁。消化瓶在电热架上最好呈 45°斜角。

（2）消化时附在壁上的样品可用摇动或以少量 H_2SO_4 冲下,保证样品全部与 H_2SO_4 接触。

（3）蒸馏时向反应室内加 NaOH 动作要快，玻璃塞塞严并立即用少量水密封，以免氨的逸出。

（4）严禁酸碱污染硼酸吸收液及冲洗用水。

（5）凯氏瓶内消化液体积不可蒸至少于原来的 2/3，更不可蒸干，发现损失较多时要补加 H_2SO_4。

（6）蒸馏时火力应均匀，不得中途停火。

（7）如不及时蒸馏、测定，应保存消化液原液，到蒸馏时再稀释定容。

（8）在测定前，应先用标准（NH_4)$_2SO_4$ 做氨回收率的测定，借以验证所用仪器、试剂及操作等条件的可靠性，氨回收率应在 95%～105%。

（9）蒸馏完毕后，应先将冷凝管下端提离液面清洗管口，再蒸 1min 后关掉热源．否则可能造成吸收液倒吸。

七、分析与讨论

1. 在消化和蒸馏时为什么在烧瓶中加入小玻璃珠？
2. 为什么在测定样品的同时要做空白试验？
3. 若不及时蒸馏、测定，为什么要保存消化液原液，到蒸馏时再稀释定容？
4. 为什么说凯氏定氮法测定的蛋白质是"粗蛋白质"？

方法二：蛋白质快速测定法——双缩脲法

一、技能目标

1. 掌握双缩脲法测定蛋白质含量的原理及方法。
2. 掌握紫外 – 可见分光光度计的使用方法。

二、基本原理

当脲被小心地加热至 150～160℃时，可由两个分子间脱去一个氨分子而生成二缩脲（也称双缩脲），反应式如下：

$$2NCONH_2 + H—N（H）—CO—NH_2 \xrightarrow{150～160℃} H_2NCONHCONH_2 + NH_3 \uparrow$$

双缩脲在碱性条件下，能与硫酸铜作用生成紫红色配合物，称为双缩脲反应。

由于蛋白质分子中含有肽键（—CO—NH—），与双缩脲结构相似，故也能呈现此反应而生成紫红色配合物，在一定条件下其颜色深浅与蛋白质质量分数成正比，据此可用吸收光度法来测定蛋白质质量分数。该配合物在 540 ~ 560nm 波长范围有最大吸收。

三、实验试剂与器材

1. 试剂

（1）碱性硫酸铜溶液

① 以甘油为稳定剂：将 10mL 10mol/L KOH 溶液和 3mL 甘油加到 937mL 蒸馏水中，剧烈搅拌，同时缓慢加入 50mL 40g/L 硫酸铜（$CuSO_4 \cdot 5H_2O$）溶液。

② 以酒石酸钾钠为稳定剂：将 10mL 10mol/L KOH 溶液和 20mL 250g/L 酒石酸钾钠溶液加到 930mL 蒸馏水中，剧烈搅拌，同时缓慢加入 50mL 40g/L 硫酸铜溶液。

（2）标准蛋白质样品。

2. 仪器

分光光度计，离心机。

四、操作步骤

1. 标准曲线绘制

以采用凯氏定氮法测出蛋白质质量分数样品作为标准蛋白质样。按蛋白质质量分数 40mg、50mg、60mg、70mg、80mg、90mg、100mg 和 110mg 分别称取混合均匀的标准蛋白质样于 8 支 50mL 纳氏比色管中，然后各加入 1mL 四氯化碳，再用碱性硫酸铜溶液（①或②）准确稀释至 50mL，振摇 10min，静置 1h，取上层清液离心 5min，取离心分离后的透明液于比色皿中，在 560nm 波长下以蒸馏水作参比液调节仪器零点，并测定各溶液的吸光度 A，以 50mL 标准样液中所含蛋白质的质量为横坐标，吸光度值 A 为纵坐标绘制标准曲线。

2. 样品的测定

准确称取适量样品（所含蛋白质质量为 40 ~ 110mg）于 50mL 纳氏比色管中加 1mL 四氯化碳，按上述步骤显色后，在相同条件下测其吸光度 A，用测得

的吸光度 A 在标准曲线上即可查得 50mL 待测液中蛋白质质量（mg），进而求得样品中蛋白质质量分数。

五、　结果计算

$$w = \frac{m_1}{m} \times 100$$

式中　w——样品中蛋白质的质量分数，%；

　　　m_1——由标准曲线上查得的蛋白质质量，mg；

　　　m——样品质量，g。

六、说明与注意事项

（1）本法已被应用于谷类、肉类、大豆及动物饲料等样品的蛋白质质量分数测定，蛋白质的种类不同，对发色程度影响不大。

（2）配制试剂加入硫酸铜溶液时必须剧烈搅拌，否则将生成氢氧化铜沉淀。

（3）通常标准曲线制作完整后，无需每次再作标准曲线。

（4）含脂肪高的样品应预先用醚抽出脂肪。

（5）样品中有不溶性成分存在时，会给比色测定带来困难，此时可预先将蛋白质抽出后再进行测定。

（6）当肽链中含有脯氨酸时，若有多种糖类共存，则显色不好，会使测定值偏低。

七、分析与讨论

1. 使用紫外-可见分光光度计时，测定 A 值应当在什么范围内比较合理？为什么？

2. 为什么双缩脲法测定蛋白质简便、快速而准确性不高？

技能训练七　食品中维生素 C 的测定

方法一：2,4 - 二硝基苯肼比色法测定抗坏血酸总量

一、技能目标

1. 理解 2,4 - 二硝基苯肼比色法测定抗坏血酸总量的基本原理。
2. 掌握 2,4 - 二硝基苯肼比色法测定抗坏血酸总量的操作方法。
3. 了解影响测定准确性的因素。

二、基本原理

　　食品中的总维生素 C 包括还原型和脱氢型和 2,3 - 二酮古洛糖酸，以 2% 草酸作为浸提剂，使用活性炭将样品中还原型抗坏血酸氧化为脱氢型抗坏血酸，再与 2,4 - 二硝基苯肼作用生成红色脎，根据脎在硫酸溶液中的含量与总抗坏血酸含量成正比，可进行比色定量。

三、实验试剂与器材

　　1. 试剂

　　（1）4.5mol/L H_2SO_4：量取 250mL 浓硫酸小心加入 700mL 水中，冷却后用水稀释至 1000mL。

　　（2）85% 硫酸：小心加 900mL 浓硫酸于 100mL 水中。

　　（3）2% 2,4 - 二硝基苯肼：溶解 2g 2,4 - 二硝基苯肼于 100mL 4.5mol/L 硫酸中，过滤，保存于冰箱内，每次使用前必须过滤。

　　（4）2% 草酸溶液：溶解 20g 草酸结晶于 200mL 水中，然后稀释至 1000mL。

　　（5）1% 草酸溶液：取上述 2% 草酸溶液 500mL，用水稀释至 1000mL。

　　（6）1% 硫脲溶液：溶解 1g 硫脲于 100mL 1% 草酸溶液中。

（7）2%硫脲溶液：溶解2g硫脲于100mL 1%草酸溶液中。

（8）1mol/L HCl：取100mL浓盐酸，加水稀释至1200mL。

（9）抗坏血酸标准溶液：称取100mg抗坏血酸溶解于100mL 2%草酸溶液中，此溶液每毫升相当于1mg抗坏血酸。

（10）活性炭：将100g活性炭加入到750mL 1mol/L盐酸中，回流1~2h，过滤后用水洗涤数次，至滤液中无铁离子为止，然后置于110℃烘箱中烘干。

2. 仪器

恒温箱或电热恒温水浴，可见光分光光度计，捣碎机。

四、操作步骤

1. 样品处理（全部实验过程应避光）

（1）鲜样的制备：称取100g鲜样，加入100mL 2%草酸溶液，倒入捣碎机中打成匀浆，称取10.0~40.0g匀浆（含1~2mg抗坏血酸）倒入100mL容量瓶，用1%草酸溶液定容并混匀，过滤备用。

（2）干样制备：称取1~4g干样（含1~2mg抗坏血酸），加入等量的1%草酸溶液磨成匀浆，连固形物一起倒入100mL容量瓶内，用1%草酸溶液定容并混匀，过滤备用。

2. 样品还原型抗坏血酸的氧化处理

量取25.0mL上述样品滤液，加入2g活性炭，振摇1min，过滤（弃去最初数毫升滤液）。吸取10.0mL滤液，加入10.0mL 2%硫脲溶液并混匀，此为样品稀释液。

3. 显色反应

（1）取3支试管，各加入4mL经氧化处理的样品稀释液。其中一支试管作为空白，向其余两试管加入1.0mL 2% 2,4-二硝基苯肼溶液，将所有试管放入（37±0.5）℃恒温箱或恒温水浴中保温3h。

（2）3h后取出，除空白管外，将所有试管放入冰水中。空白管取出后使其冷到室温，然后加入1.0mL 2% 2,4-二硝基苯肼溶液，在室温中放置10~15min后放入冰水内。其余步骤同试样。

4. 85%硫酸处理

当试管放入冷水冷却后，向每一试管（包括空白管）中加入85%硫酸5mL，每管滴加时间至少需要1min，边加边摇动试管。将试管从冰水中取出，在室温放置30min后，比色测定。

5. 样品比色测定

用 1cm 比色皿，以空白液为参比液，于 500nm 波长测定吸光值。

6. 标准曲线绘制

（1）加入 2g 活性炭于 50mL 抗坏血酸标准溶液中，振动 1min 后过滤。吸取 10.0mL 滤液放入 500mL 容量瓶中加入 5.0g 硫脲，用 1% 草酸溶液定容。将抗坏血酸标准溶液稀释，使抗坏血酸浓度为 20μg/mL。吸取 5mL，10mL，20mL，25mL，40mL，50mL，60mL 此稀释液，分别放入 7 个 100mL 容量瓶中，用 1% 硫脲溶液定容，使最后稀释液中抗坏血酸的浓度分别为 1μg/mL，2μg/mL，4μg/mL，5μg/mL，8μg/mL，10μg/mL，12μg/mL，作为抗坏血酸标准使用液。

（2）于 7 个试管中分别吸取 4mL 不同浓度的抗坏血酸标准使用液，吸取 4mL 水于另一试管中作为空白管。各管再加入 1.0mL 2% 2,4 - 二硝基苯肼溶液，混匀后，将全部试管放入 (37 ± 0.5)℃ 恒温箱或恒温水浴中保温 3h。

3h 后将 8 支试管取出，全部放入冰水冷却后，向每一试管中加入 5mL 85% 硫酸，滴加时间至少需要 1min，边加边摇。将试管自冰水取出，在室温放置 30min 后，以空白管为参比，比色测定。

以吸光度值为纵坐标，抗坏血酸含量（mg）为横坐标绘制标准曲线或计算回归方程。

五、结果计算

样品中总抗坏血酸含量由下式求得，计算结果至保留小数点后两位。

$$X = \frac{m_1 \times 100}{m_2}$$

式中　X——每百克样品中总抗坏血酸含量，mg/100g;

　　　m_1——由标准曲线查得或由回归方程算得试样测定液总抗坏血酸含量，mg;

　　　m_2——测定时所取滤液相当于样品的用量，g。

六、说明与注意事项

（1）硫脲的作用在于防止抗坏血酸继续被氧化以及有助于脎的形成。

（2）加硫酸显色后，溶液颜色可随时间的延长而加深。因此，在加入硫酸溶液 30min 后应立即进行比色测定。

（3）检测过程中，如测定样的吸光值不落在标准曲线上，可重新调整测定样品的量或标准曲线的浓度范围。

（4）本实验在 $1 \sim 12\mu g/mL$ 抗坏血酸范围内呈良好线性关系，最低检出限为 $0.1\mu g/mL$。

（5）本实验适用于蔬菜、水果及其制品中总抗坏血酸含量的测定。

（6）食品分析中的总抗坏血酸是指抗坏血酸和脱氢抗坏血酸二者的总量，若食品中本身含有2，3－二酮古洛糖酸，因2，3－二酮古洛糖酸也能与2,4－二硝基苯肼作用生成红色的脎，则导致检测的总抗坏血酸含量偏高。

七、分析与讨论

1. 样品制备过程中为何要避光处理？
2. 在加入硫酸显色时应注意哪些问题？
3. 样品比色测定时，用样品空白管作参比的目的何在？

方法二：2,6－二氯靛酚滴定法测定还原型抗坏血酸

一、技能目标

1. 掌握2,6－二氯靛酚滴定法测定还原型抗坏血酸的方法。
2. 了解还原型抗坏血酸含量测定的原理及其检测方法。

二、基本原理

还原型抗坏血酸　　　2,6－二氯酚靛酚（红色）　　　脱 H 型抗坏血酸　　　2,6－二氯酚靛酚（无色）

2,6 - 二氯靛酚染料在中性或碱性溶液中呈蓝色，在酸性条件下呈粉红色。还原型抗坏血酸（维生素 C）能定量还原蓝色染料 2,6 - 二氯靛酚，被还原后即失去红色，当被测溶液中过量一滴染料即显粉红色时，以为终点。抗坏血酸还原染料后，本身被氧化为脱氢型抗坏血酸，在无杂质干扰时，根据一定量样品提取液还原标准染料的体积，可计算样品中还原型抗坏血酸的含量。

三、实验试剂与器材

1. 试剂

（1）2% 草酸溶液。

（2）1% 草酸溶液。

（3）1% 淀粉溶液。

（4）6% 碘化钾溶液。

（5）0.1000mol/L 碘酸钾溶液：精确取干燥的碘酸钾 0.100mL。0.3567g 用水稀释至 100mL。

（6）0.0010mol/L 碘酸钾溶液：吸取 0.1mol/L 碘酸钾溶液 1mL，用水稀释至 100mL。此溶液 1mL 相当于抗坏血酸 0.088mg。

（7）抗坏血酸标准溶液：准确称取 20mg 抗坏血酸，溶于 1% 草酸溶液中，移入 100mL 量瓶中，并用 1% 草酸溶液稀释至 100mL，混匀，置冰箱中保存。

使用时吸取上述抗坏血酸 5mL，置于 50mL 容量瓶中，用 1% 草酸溶液定容之。此标准使用液每毫升含 0.02mg 维生素 C。

标定：吸取标准使用液 5mL 于三角烧瓶中，加入 6% 碘化钾溶液 0.5mL，1% 淀粉溶液 3 滴，再以 0.001mol/L 碘酸钾标准溶液滴定，终点为淡蓝色。

计算如下：

$$\rho = \frac{V_1 \times 0.088}{V_2}$$

式中　ρ——样品中抗坏血酸浓度，mg/mL；

　　　V_1——滴定时所耗 0.0010mol/L 碘酸钾标准溶液的量，mL；

　　　V_2——所取抗坏血酸的量，mL；

　0.088——1mL 0.0010mol/L 碘酸钾标准溶液相当于抗坏血酸的量，mg/mL。

（8）2,6 - 二氯靛酚溶液：称取碳酸氢钠 52mg，溶于 200mL 沸水中，然后称取 2,6 - 二氯靛酚 50mg，溶解在上述碳酸氢钠的溶液中，待冷，置于冰箱中过夜，次日过滤置于 250mL 量瓶中，用水稀释至刻度，摇匀。此液应贮于棕色瓶中并冷藏，每星期至少标定 1 次。

标定方法：取 5mL 已知浓度的抗坏血酸标准溶液，加入 1% 草酸溶液 5mL，摇匀，用上述配制的染料溶液滴定至溶液呈粉红色于 15s 不褪色为止。每毫升染料溶液相当于维生素 C 的质量为

$$T = \frac{\rho \times V_1}{V_2}$$

式中　T——1mL 染料溶液相当于维生素 C 的质量（mg），mg/mL；

ρ——抗坏血酸（维生素 C）的浓度，mg/mL；

V_1——抗坏血酸的量，mL；

V_2——消耗染料溶液的量，mL。

2. 仪器

果汁机，大、小烧杯（250mL、50mL），锥形瓶，100mL 具塞量筒，5mL 移液管，微量滴定管，漏斗，滤纸，吸耳球等。

四、操作步骤

（1）称取适量（50.0 ~ 100.0g）样品，加等量的 2% 草酸溶液，倒入组织捣碎机中捣成匀浆。

（2）称取 10.00 ~ 20.00g 匀浆（使其含有抗坏血酸 1 ~ 5mg），置于小烧杯中，小心地以 1% 草酸溶液将样品移入 100mL 量筒中，并稀释至刻度，摇匀，静置，过滤。

（3）将样液过滤，弃去最初几毫升滤液。若样液具有颜色，用白陶土（应选择脱色力强但对抗坏血酸无损失的白陶土）去色，然后迅速吸取 5 ~ 10mL 滤液，置于 50mL 三角烧瓶中，用标定的 2,6 - 二氯靛酚染料溶液滴定，直至溶液呈粉红色于 15s 内不退色为止。

（4）用 1% 草酸作空白滴定，如染料浓度过高，应适当稀释。

五、结果计算

$$\rho = \frac{(V_1 - V_2) \times T}{m} \times 100$$

式中　ρ——样品中还原型抗坏血酸的含量，mg/100g；

V_1——样品滴定时所消耗染料溶液的体积，mL；

V_2——空白滴定时所消耗染料溶液的体积，mL；

T——1mL 染料溶液相当于抗坏血酸标准溶液的量，mg；

m——滴定时所用样品稀释液中含样品量，g。

六、说明与注意事项

（1）样品处理过程中若打碎的匀浆泡沫过多，在稀释时可加戊醇数滴。

（2）滴定开始时，染料要迅速加入，直至红色不立即消失，而后逐滴加入，并不断摇动锥形瓶直至终点，整个滴定过程不宜超过2min。

（3）样品中可能存在其他杂质也能还原染料，但速度较抗坏血酸慢，所以滴定以15s粉红色不褪色为终点。

（4）分析新鲜果蔬时，用1%的草酸不能使酶失去活力，不能稳定抗坏血酸，故用2%的草酸。

（5）2,6－二氯靛酚溶液，可保存于冰箱中，但需定期标定，以保证溶液的准确性。

七、分析与讨论

1. 样品测定过程中，操作时间对实验结果有否影响，为什么？
2. 为什么要以1%的草酸做空白滴定？
3. 计算式中 m 应如何换算？
4. 食品中维生素 C 的测定过程中，为了减少误差，应注意哪些问题？

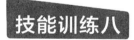 **食品中维生素 B$_1$ 的测定**

一、技能目标

1. 了解食品中维生素 B$_1$ 测定的意义与原理。
2. 了解荧光分光光度计的使用方法及注意事项。
3. 掌握食品中维生素 B$_1$ 的测定方法。

二、基本原理

硫胺素在碱性铁氰化钾溶液中被氧化成噻嘧色素，在紫外线下，噻嘧色素发出荧光。在给定的条件下，以及没有其他荧光物质干扰时，此荧光之强度与噻嘧色素量成正比，即与溶液中硫胺素量成正比。

如样品中含杂质过多，应经过离子交换剂处理，使硫胺素与杂质分离，然后以所得溶液作测定。

三、实验试剂与器材

1. 试剂

（1）正丁醇：优级纯或重蒸馏的分析纯。

（2）无水硫酸钠：分析纯。

（3）淀粉酶。

（4）去离子水或蒸馏水。

（5）0.1mol/L 盐酸：8.5mL 浓盐酸用水稀释至 1000mL。

（6）0.3mol/L 盐酸：25.5mL 浓盐酸用水稀释至 1000mL。

（7）2mol/L 乙酸钠溶液：164g 无水乙酸钠或 272g 含水乙酸钠溶于水中稀释至 1000mL。

（8）25% 氯化钾溶液：250g 氯化钾溶于水中稀释至 1000mL。

（9）25% 酸性氯化钾溶液：8.5mL 浓盐酸用 25% 氯化钾溶液稀释至 1000mL。

（10）15% 氢氧化钠溶液：15g 氢氧化钠溶于水中稀释至 100mL。

（11）1% 铁氰化钾溶液：1g 铁氰化钾溶于水中稀释至 100mL，放于棕色瓶内保存。

（12）碱性铁氰化钾溶液：取 4mL 1% 铁氰化钾溶液，用 15% 氢氧化钠溶液稀释至 60mL。用时现配，避光使用。

（13）3% 乙酸溶液：30mL 冰乙酸用水稀释至 1000mL。

（14）活性人造浮石：称取 100g 经 40 目筛的人造浮石，以 10 倍于其容积的 3% 热乙酸搅洗 2 次，每次 10min；再用 5 倍于其容积的 25% 热氯化钾搅洗 15min；然后再用 3% 热乙酸搅洗 10min；最后用热蒸馏水洗至没有氯离子，于蒸馏水中保存。

（15）硫胺素标准贮备液：准确称取 100mg 经氯化钙干燥 24h 的硫胺素，溶于 0.01mol/L 盐酸中，并稀释至 1000mL。此溶液每毫升相当 0.1mg 硫胺素。于冰箱中避光可保存数月。

（16）硫胺素标准中间液：将硫胺素标准贮备液用 0.01mol/L 盐酸稀释 10 倍。此溶液每毫升相当于 10μg 硫胺素。于冰箱中避光可保存数月。

（17）硫胺素标准使用液：将硫胺素标准中间液用水稀释 100 倍，此溶液每毫升相当于 0.1μg 硫胺素。用时现配。

（18）0.04% 溴甲酚绿溶液：称取 0.1g 溴甲酚绿，置于小研钵中，加入 1.4mL 0.1mol/L 氢氧化钠研磨片刻，再加入少许水继续研磨至完全溶解，用水稀释至 250mL。

2. 仪器

荧光分光光度计，盐基交换管，Maizel – Gerson 反应瓶。

四、操作步骤

1. 试样处理

样品采集后用匀浆机打成匀浆（或者将样品尽量粉碎）于低温冰箱中冷冻保存，用时将其解冻后使用。

2. 提取

精确称取一定量试样（估计其硫胺素含量约为 10～30μg，一般称取 5～20g 试样），置于 150mL 三角瓶中，加入 50～75mL 0.1mol/L 或 0.3mol/L 盐酸使其溶解，瓶口加盖小烧杯后放入高压锅中加热水解 103kPa 30min，凉后取出。用 2mol/L 乙酸钠调其 pH 为 4.5（以 0.04% 溴甲酚绿为外指示剂）。按每克试样加入 20mg 淀粉酶的比例加入淀粉酶。于 45～50℃ 温箱过夜保温（约 16h）。冷至室温，定容至 100mL，然后混匀过滤，即为提取液。

3. 净化

用少许脱脂棉铺于盐基交换管的交换柱底部，加水将棉纤维中气泡排出，再加约 1g 活性人造浮石使之达到交换柱的三分之一高度。保持盐基交换管中液面始终高于活性人造浮石。用移液管加入提取液 20～80mL（使通过活性人造浮石的硫胺素总量为 2～5μg）。加入约 10mL 热水冲洗交换柱，弃去洗液。如此重复三次。加入 25% 酸性氯化钾（温度为 90℃ 左右）20mL，收集此液于 25mL 刻度试管内。冷至室温，用 25% 酸性氯化钾定容至 25mL，即为试样净化液。重复以上操作，将 20mL 硫胺素标准使用液加入盐基交换管以代替样品提取液，即得到标准净化液。

4. 氧化

将 5mL 试样净化液分别加入 A、B 两个 Maizel – Gerson 反应瓶。在避光暗环境中将 3mL 15% 氢氧化钠加入反应瓶 A，振摇约 15s，然后加入 10mL 正丁醇；将 3mL 碱性铁氰化钾溶液加入反应瓶 B，振摇约 15s，然后加入 10mL 正丁醇；将 A、B 两个反应瓶同时用力振摇，准确计时 1.5min。重复以上操作，用标准净化液代替试样净化液。用黑布遮盖 A、B 反应瓶，静置分层后弃去下层碱性溶液，加入 2 ~ 3g 无水硫酸钠使溶液脱水。

5. 荧光强度的测定

（1）荧光测定条件：激发波长 365nm；发射波长 435nm；激发波狭缝 5nm；发射波狭缝 5nm。

（2）依次测定下列荧光强度：

①试样空白荧光强度（试样反应瓶 A）；

②标准空白荧光强度（标准反应瓶 A）；

③试样荧光强度（试样反应瓶 B）；

④标准荧光强度（标准反应瓶 B）。

五、结果计算

样品中硫胺素的含量按下式计算：

$$X = \frac{\dfrac{U - U_b}{S - S_b} \times V \times \rho \times \dfrac{V_1}{V_2}}{1000m} \times 100$$

式中　X——样品中硫胺素含量，mg/100g；

　　　U——试样荧光强度；

　　　U_b——试样空白荧光强度；

　　　S——标准荧光强度；

　　　S_b——标准空白荧光强度；

　　　ρ——硫胺素标准使用液浓度，μg/mL；

　　　V——用于净化的硫胺素标准使用液体积，mL；

　　　V_1——试样水解后定容的体积，mL；

　　　V_2——试样用于净化的提取液体积，mL；

　　　m——试样质量，g。

六、说明与注意事项

（1）一般食物中维生素 B_1 有游离型的，也有结合型，即与淀粉、蛋白质等结合在一起的，故需用酸和酶水解，使结合型维生素 B_1 成为游离型，再采用此法测定。

（2）噻嘧色素能溶解于正丁醇，在正丁醇中比在水中稳定，故用正丁醇等提取硫色素。

（3）紫外线破坏硫色素，所以硫色素形成后要迅速测定，并力求避光操作。

（4）谷类物质不需酶分解，样品粉碎后用 250g/L 酸性氯化钾直接提取，氧化测定。

七、分析与讨论

1. 采用荧光法测定食品中维生素 B_1 需注意哪些问题？
2. 为什么加热酸性氯化钾而不使其沸腾？

技能训练九　食品中钙的测定（高锰酸钾滴定法）

一、技能目标

1. 掌握高锰酸钾滴定法测定食品中钙含量的基本原理和方法。
2. 掌握样品消化的方法，熟练滴定操作。

二、意义和基本原理

Ca 是人体中的重要元素之一，Ca 参与整个生长、发育过程并与相应的有机物结合在一起，体内 Ca 总量 99% 存在于骨骼组织及牙齿内。婴儿、儿童、妊娠期及哺乳期的妇女都需要大量的钙。因此，测定食品中的钙具有非常重要的营养学意义。

食物消化液或灰分中的钙与草酸作用，形成难溶性的草酸钙，在溶液中沉淀下来。当在酸性条件下草酸钙与高锰酸钾作用，Mn^{7+}被还原为Mn^{2+}，而使溶液无色。当高锰酸钾有微量过剩时，溶液中呈现Mn^{7+}的微红色。

$$CaCl_2 + (NH_4)_2C_2O_4 \rightarrow 2NH_4Cl + CaC_2O_4 \downarrow \quad (pH = 3.1 \sim 4.4)$$

$$CaC_2O_4 + H_2SO_4 \rightarrow CaSO_4 + H_2C_2O_4$$

$$2KMnO_4 + 5H_2C_2O_4 + 3H_2SO_4 \rightarrow 2MnSO_4 + 10CO_2 + 8H_2O + K_2SO_4$$

$$(70 \sim 80℃)$$

三、实验试剂与器材

1. 试剂

（1）20%醋酸溶液。

（2）20% NH_4OH溶液。

（3）2% NH_4OH溶液。

（4）4%草酸铵溶液。

（5）2mol/L H_2SO_4。

（6）0.1%甲基红指示剂。

（7）0.05mol/L高锰酸钾溶液：

0.05mol/L高锰酸钾溶液配法：溶解约1.6g $KMnO_4$结晶于1L蒸馏水中，煮沸10min，冷却，放置过夜，以滤纸过滤即得。滴定时稀释至0.01mol/L，每次测定前必须标定，标定方法如下：

取0.01mol/L草酸钠溶液2mL（精确称取NaC_2O_4 0.6701g，用少量去CO_2蒸馏水溶解，再加去CO_2蒸馏水稀释至1L），加入2mL 2mol/L H_2SO_4，于70~80℃水浴中滴定至刚出现红色为止。根据$cV = c_1V_1$，即可计算$KMnO_4$溶液的精确浓度。

2. 器材

消化炉，恒温水浴，离心机，5mL微量滴定管，具塞量筒（25mL），100mL容量瓶，5mL容量吸管，锥形瓶，小漏斗，5mL、2mL、1mL、0.5mL刻度吸管等。

四、操作步骤

（1）样品的消化：精确称取样品0.5~1.0g（视钙含量而定）于消化管

中，并加 3～4 粒小玻璃珠防止消化液暴沸，之后加入 10mL 浓硫酸，并在消化管上倒置一个小漏斗进行消化，开始时用小火，10min 后加大火力，待样品呈黑褐色，关闭消化炉，消化液冷却至手摸不烫手后，向消化管中加入一滴管的 70% 的高氯酸，再次大火消化至消化液呈现透明无黑粒为止，冷却，将消化管中的液体移入 100mL 容量瓶中，加水至刻度，混匀。

（2）精确吸收样品消化液或灰分稀释液 5mL，加甲基红指示剂 1 滴，4% 草酸铵 1mL，20% 醋酸 0.5mL，用 20% NH_4OH 调节至微黄色，再以 20% 醋酸调节至微红色。

（3）静置过夜，使该溶液沉淀完全析出。

（4）洗涤沉淀，将沉淀离心 15min，小心去除上清液，用滤纸擦去管壁上的溶液，每管中加入少许 2% NH_4OH，用手指弹动离心管，使溶液松动，再加入约 10mL 2% NH_4OH 溶液，离心 20min，用胶头吸管吸去上清液。

（5）向沉淀中加入 2mL 2mol/L H_2SO_4，连同离心管放入 70～80℃ 水浴中加热，并用已标定好的 0.01mol/L $KMnO_4$ 溶液滴定，溶液出现红色即为终点。

五、计算结果

$$1mL\ 1mol/L\ KMnO_4 = 20mg\ Ca$$

$$X = \frac{(V_1 - V_2) \times c \times 20}{m \times \frac{V_4}{V_3}} \times 100$$

式中　X——Ca 的含量，mg/100g；

V_1——滴定样品时所用标定的 $KMnO_4$ 溶液体积，mL；

V_2——滴定空白时所用标定的 $KMnO_4$ 溶液体积，mL；

c——$KMnO_4$ 溶液的精确浓度，mol/L；

V_3——样品最后稀释的体积，mL；

V_4——滴定时所用样液量，mL；

m——样品的质量，g。

六、说明与注意事项

（1）高锰酸钾滴定时要不断振摇使溶液均匀，该方法较精确，但需要离心沉淀。

（2）在低温时，$KMnO_4$ 与 $C_2O_4^{2-}$ 反应过慢，故反应必须在 70～80℃ 水浴

中进行。

（3）本实验过程长、步骤烦琐，为使测定结果准确，几份样品（一般是 2 ~ 3 份）沉淀的制作、洗涤及测定，都应在相同条件下平行操作。

七、分析与讨论

1. 配制稀释至 0.01mol/L 的 $KMnO_4$ 溶液，为什么每次测定前都要进行标定？

2. 对样品进行消化时需注意什么问题？

3. 配制好的 $KMnO_4$ 为什么要装在棕色瓶中？

4. 滴定时要控制温度在 70 ~ 80℃，为什么？

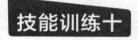 **食品中铁的测定**

一、技能目标

1. 学习用干法灰化法处理样品。

2. 学习分光光度计的使用。

3. 熟悉铁标准曲线的制定。

二、基本原理

在 pH 2 ~ 9 的溶液中，二价铁离子能与邻二氮菲生成稳定的橙红色络合物，在 510nm 处有最大吸收，其吸光度值与铁的含量成正比，故可比色测定。

三、实验试剂与器材

1. 试剂

（1）100μg /mL 铁标准溶液：准确称取 0.4979g 硫酸亚铁（$FeSO_4 \cdot 7H_2O$），

溶于100mL水中，加入5mL浓硫酸微热，溶解即滴加2%的高锰酸钾溶液，至最后一滴红色不褪止，用蒸馏水定容至1000mL，摇匀，得标准贮备液。取标准贮备液10mL，蒸馏水定容至100mL容量瓶中，摇匀，得10μg/mL的标准使用液。

（2）10%盐酸羟胺溶液。

（3）0.12%邻二氮菲水溶液（需新鲜配制）。

（4）10%醋酸钠溶液。

（5）1mol/L盐酸溶液。

2. 材料

新鲜蔬菜或鸡蛋黄。

3. 器材

分光光度计，烧杯，容量瓶，普通天平，电子天平，马福炉，电热炉，坩埚钳，干燥器，蒸发皿，水浴锅。

四、操作步骤

1. 样品处理

取新鲜蔬菜，捣碎称取100g，置于蒸发皿中，在通风处中小火加热，直至不再冒烟为止，然后将其放入马福炉内灰化，之后加入2mL 1:1的盐酸，水浴蒸干，再加入5mL蒸馏水，加热煮沸后移入100mL容量瓶中，蒸馏水定容，摇匀，备用。

2. 标准曲线的绘制

取6个50mL的容量瓶，按照表1-3依次加入相关试剂。

表1-3　　　　　　　　　加入试剂量

试　　剂	50mL容量瓶号					
	0	1	2	3	4	5
铁标准使用液体积/mL	0	1.0	2.0	3.0	4.0	5.0
1mol/L盐酸溶液体积/mL	1.0	1.0	1.0	1.0	1.0	1.0
10%盐酸羟胺溶液体积/mL	1.0	1.0	1.0	1.0	1.0	1.0
0.12%邻二氮菲溶液	1.0	1.0	1.0	1.0	1.0	1.0
10%醋酸钠溶液体积/mL	5.0	5.0	5.0	5.0	5.0	5.0
铁含量/μg	0	1.0	1.0	3.0	4.0	5.0
向以上容量瓶中加入蒸馏水，定容至刻度，摇匀						
$\lambda=510nm$ 处测定吸光度						

以铁含量（μg）为横坐标，以吸光度为纵坐标，绘制标准曲线。

3. 样品测定

准确吸取 5~10mL 样液于 50mL 容量瓶中，按照表 1-3 中试剂加入顺序加入相应试剂，测定后对照标准曲线，查出相应的含铁量（μg）。

五、结果计算

$$X = \frac{m_0 \times 10^{-6}}{m \times V_1/V_2}$$

式中 X——试样中铁的质量分数，%；

m_0——标准曲线上查得测定用液中的含铁量，μg；

V_1——测定用样液的体积，mL；

V_2——样液总体积，mL；

m——样品的质量，g。

六、说明与注意事项

微量元素分析的试样制备过程应特别注意防止各种污染，所用捣碎机、匀浆器等都必须是不锈钢制品；所用容器必须使用玻璃或聚乙烯制品。

七、分析与讨论

1. 若用配制药厂已久的盐酸羟胺溶液，对分析结果将带来什么影响？

2. 使用分光光度计应当注意哪些问题？

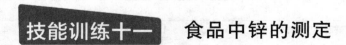 技能训练十一　食品中锌的测定

一、技能目标

1. 掌握样品处理中的消化方法。

2. 学习用分光光度法测定样品中锌含量。

二、基本原理

样品经消化后，在 pH 4.0 ~ 5.5 时，锌离子与二硫腙形成紫红色络合物，溶于四氯化碳，加入硫代硫酸钠，防止铜、汞、铅、铋、银和镉等离子干扰，与标准系列比较定量。

三、实验试剂与器材

1. 试剂

（1）2mol/L 乙酸溶液、2mol/L 乙酸钠溶液。

（2）乙酸 – 乙酸盐缓冲液：取等量 2mol/L 乙酸溶液和乙酸钠溶液混合，此溶液的 pH 为 4.7 左右，用 0.1g/L 二硫腙 – 四氯化碳溶液提取多次，每次 10mL，去除其中的锌，至四氯化碳层绿色不变为止。弃去四氯化碳层，再用四氯化碳提取缓冲液中过剩的二硫腙，至四氯化碳无色，弃去四氯化碳层。

（3）0.01g/L 二硫腙 – 四氯化碳溶液。

（4）250g/L 硫代硫酸钠溶液：用 2mol/L 乙酸调节 pH 到 4.0 ~ 5.5，以下按试剂（2）步骤用 0.1g/L 二硫腙 – 四氯化碳溶液处理。

（5）氨水（1 + 1）。

（6）锌标准溶液：准确称取 0.1000g 锌，加 10mL 盐酸（2mol/L），溶解后移入 1000mL 容量瓶中，蒸馏水稀释至刻度，得锌标准溶液。取此液 1.0mL 于 100mL 容量瓶，加入 1mL 盐酸（2mol/L），蒸馏水稀释至刻度，得锌标准使用液，即每毫克相当于 1.0μg 锌。

（7）2g/L 甲基橙指示液：取 0.2g 甲基橙，用 20% 乙醇溶解并稀释至 100mL。

（8）硝酸 – 高氯酸混合溶液（4 + 1）量取 80mL 硝酸，加 20mL 高氯酸，混匀。

（9）硫酸。

2. 材料

蔬菜。

3. 器材

分光光度计，定氮瓶，匀浆机，容量瓶，分析天平，分液漏斗，烧杯。

四、操作步骤

1. 试样消化

采用硝酸－高氯酸－硫酸法。

称25g洗净打成匀浆的试样，置于250~500mL定氮瓶中，加数粒玻璃珠、10~15mL硝酸－高氯酸混合液，放置片刻后小火缓加热，作用缓和后放冷。沿瓶壁加入5mL硫酸，再加热，至瓶中液体初变棕色时，不断沿瓶壁滴加硝酸－高氯酸混合液至有机质完全分解。加大火力至产生白烟，待瓶口白烟冒净，瓶内液体再产生白烟为消化完全，溶液应为澄明无色或微带黄色，放冷。加20mL水煮沸，去除残留硝酸至产生白烟为止，处理两次后放冷。将溶液移入50mL或100mL容量瓶中，水洗定氮瓶，洗液并入容量瓶，放冷后加水定容摇匀。定容后溶液每10mL相当于5g试样，相当加入硫酸1mL。

2. 测定

准确吸取5.0~10.0mL定容的消化液和相同量的试剂空白液，分别置于125mL分液漏斗中，加水至10mL。

分别吸取0.0mL、1.0mL、2.0mL、3.0mL、4.0mL、5.0mL锌标准使用液（相当于0.0μg、1.0μg、2.0μg、3.0μg、4.0μg、5.0μg锌）分别置于125mL分液漏斗中，各加水至10mL。

于上述各分液漏斗中加入1滴甲基橙指示液，用氨水调至由红色变为黄色，再各加入5mL乙酸－乙酸盐缓冲液和1mL 250g/L硫代硫酸钠溶液，摇匀后，各加入0.01g/L二硫腙－四氯化碳溶液10.0mL，剧烈震摇4min，静置分层，收集溶剂相于比色皿中，以空白液调零，于530nm处测吸光度，绘制标准曲线，查出样品消化液中的含锌量。

五、结果计算

$$X = \frac{(m_1 - m_0) \times 10^{-6}}{m \times V_2/V_1}$$

式中　X——样品中锌的质量分数，%；

　　　V_2——测定用样品消化液体积，mL；

　　　V_1——样品消化液总体积，mL；

　　　m——样品的质量，g；

　　　m_1——测定用样品消化液中锌的质量，μg；

m_0——试剂空白液中锌的质量，μg。

六、说明与注意事项

（1）所用的玻璃器皿均需先用硝酸（1:1）洗涤，然后再用去离子水冲洗干净。

（2）硫代硫酸钠也络合锌，所以其用量不能任意增加，否则会使得结果偏低。

（3）消化过程中应注意防止爆沸或爆炸。

第二部分
公共营养技能训练

技能训练一 膳食调查和计算评价

一、技能目标

1. 了解膳食调查的目的意义。
2. 了解各种膳食调查方法、使用范围、优缺点和具体的实施步骤。
3. 初步掌握膳食计算、评价和改进的方法。

二、目的意义

　　膳食调查是人体营养状况调查评价的一部分。可以通过不同方法了解一定时间内每人每日各种主副食摄入量，在此基础上（利用食物成分表）计算每人每日从膳食中所摄入的能量和各种营养素的数量与质量，借此来评定正常营养需要得到满足的程度。

　　通过膳食调查和计算，可以了解每人每日由食物中摄取各种营养素的平均数量是否能满足机体的需要，以及膳食计划、调配和烹调加工是否合理，针对存在的问题，提出改善措施。其结果可以成为对被调查人群/个人进行营养改善、营养咨询、营养指导的工作依据。

　　通过该训练了解和掌握膳食调查的方法及营养计算与评价的步骤和方法；运用合理营养的原则，对膳食进行正确分析评价。

三、调查对象的选择

调查对象依膳食调查的目的、人力及物力而定。原则上应注意到代表性，既能代表全面，又能包括一般与特殊的。故应注意调查对象的年龄、性别、劳动强度及生理情况，同时也应注意调查地区的食品生产特点、地理条件、气象条件和饮食习惯等特点。

四、调查时间

为了解某一地区或某一单位以及某一人群的营养状况，一年四季均进行调查最为理想。如果受人力物力限制，可以根据当地主食、副食供应特点，任选两季进行调查。每季调查的日期为 5～10d，若每天膳食有规律，可缩短时间，最少不得低于 3d。

五、调查方法

根据不同要求，可采用询问法（24h 膳食回顾法）、记（查）账法、称量法、化学分析法和食物频率法（食物频数法）等。各种方法的应用范围及优缺点见表 2 - 1。

表 2 - 1　　　　　　五种调查方法的应用范围和优缺点

调查方法	优点	缺点	应用
称量法	准确	费时、费力，不适用大规模	家庭、个人、团体
记账法	简单易行，省时，节省人力、物力	时间短不够准确，代表性有影响	账目清楚的机关、部队、学校
询问法	简单易行，省时，节省人力、物力	主观，不太准确，回忆偏倚	家庭、个人
化学分析法	准确	费时、费力、耗财	科研、治疗膳食
食物频率法	应答者负担轻，应答率高，经济、方便；可长期调查	量化不准确（偏高），有遗漏	个人，膳食习惯与某些慢性疾病的关系

六、膳食调查结果计算与评价

案例：某学校学生食堂根据 7d 的伙食账目结算，平均每天食品消耗量折算成可食部分如下：

面粉 50kg、大米 225kg、卷心菜 10kg、大白菜 100kg、菠菜 35kg、马铃薯 75kg、鸡蛋 25kg、猪肉 25kg、豆腐 50kg、植物油 4.15kg、大葱 10kg。每天就餐人数 500 人。

（1）参照食物成分表进行折合，计算每人每日营养素的摄取量，根据"每人每日膳食营养素供给量"进行计算评价（见表 2-2）。

表 2-2   膳食评价表

食物名称	质量/g	蛋白质摄取量/g	脂肪摄取量/g	糖类摄取量/g	热量摄取量/kcal	钙摄取量/mg	磷摄取量/mg	铁摄取量/mg
面粉								
大米								
卷心菜								
菠菜								
马铃薯								
大葱								
大白菜								
鸡蛋								
猪肉								
豆腐								
植物油								
每人每日营养素摄取量合计								
每日供给量摄入量/供给量（×100%）								

注：每日供给量按成年男子轻体力劳动者计。

（2）能量计算（见表 2-3）。

热能的食物来源：按谷类、豆类、肉蛋类分别计算。

例： $$谷类热能 = \frac{谷类所供热能}{膳食总热能} \times 100\% ;$$

三大营养素热能所占比例：

$$蛋白质供热 = \frac{Q_P}{Q_P + Q_F + Q_C} \times 100\% ;$$

$$脂肪供热 = \frac{Q_F}{Q_P + Q_F + Q_C} \times 100\% ;$$

$$碳水化合物供热 = \frac{Q_C}{Q_P + Q_F + Q_C} \times 100\% ;$$

式中　Q_P——膳食中蛋白质所供热能；

　　　Q_F——膳食中脂肪所供热能；

　　　Q_C——膳食中碳水化合物所供热能。

三者热能来源分配比例，$Q_P = 10\% \sim 12\%$，最好是 $12\% \sim 14\%$；$Q_F < 20\% \sim 25\%$，不高于 30%；$Q_C = 55\% \sim 65\%$。

表 2-3　　　　　　　　　　每人每日所得营养素占热能百分比

类别	摄取量/g	热量/kJ	占总能量的比例/%
蛋白质			
脂肪			
碳水化合物			
合计			

（3）计算蛋白质和铁的食物来源并评价能量、蛋白质和铁的食物来源分配是否合理。

$$优质蛋白质 = \frac{动物性蛋白质 + 大豆类蛋白质}{膳食总蛋白质的量} \times 100\%$$

优质蛋白质一般应占 1/3 以上；铁的食物来源，动物性食物应大于 1/3。计算结果填入表 2-4。

表 2-4　　　　　　　　　　　营养素食物来源分配　　　　　　　　　单位:%

类别	蛋白质	能量	铁
豆类食物			
动物类食物			
植物类食物			

（4）根据该案例的计算结果提出改进方案。

七、分析与讨论

1. 什么是膳食调查？
2. 膳食调查有何意义？
3. 该案例采用的哪种调查方法？
4. 记录自己一周的饮食进行计算评价。

技能训练二　人体测量及评价

一、技能目标

1. 了解人体测量及评价的意义。
2. 初步学会人体测量的方法及评价方法。
3. 了解人体测量及评价在人群调查及公共营养与检测中的意义与作用。

二、意义及注意事项

通过人体测量可了解人群及个体发育水平和体格状况，作为评价机体营养状况的基础资料，同时也是公共营养的一部分内容。常用的人体测量指标有身高、坐高、体重、上臂围和皮脂厚度等。进行人体测量时应注意：①选用的测量器械必须经过核准；②在裸露状态下，保持正确的测量姿势，一般要求测至 cm 或 kg 小数点后一位；③测量时间要统一。

三、测量器械

（1）专用身高坐高计（或塑料卷尺、钢卷尺、大三角板、图钉代替）。
（2）体重计。
（3）带尺（每米误差不超过 0.2cm）。

（4）皮脂厚度计。

四、测量方法

1. 身高

（1）专用身高坐高计：使用前，应用校正钢尺校正，1m 的误差不得超过 0.2cm。使用过程中，应经常检查立柱是否垂直和摇动，零件有无脱松等情况，并及时加以校正。

（2）测量：检测者赤脚，立正姿势（上肢自然下垂，足跟并拢，足尖分开成60°），站立在身高坐高计的座板上。足跟骶骨部及两肩胛间与立柱相接触，躯干自然挺直，头部正直，两眼平视前方，以保持耳屏上缘与眼眶下缘呈一水平。测试人员站在被测者右侧面，将水平板轻轻沿立柱下滑，轻压被测者头顶，测试人员两眼与水平压板呈水平位进行读数，记录之。测试误差不得超过 0.5cm。

注：身高坐高计应选择平坦并靠墙放置，立柱的刻度尺应面向光源。测量时，要特别注意足跟、骶骨和两肩胛是否紧靠立柱，水平压板与头顶接触时，松紧度要适度（头发蓬松者要压实，头顶有辫子，发髻者要放下）。读数完毕，立即将水平压板轻轻上推。

如无上述仪器时，也可用塑料卷尺进行测量。把塑料卷尺用图钉固定在垂直的墙上（该处地面应平坦），再用钢卷尺加以校正，被测者背墙而立，姿势同前，用一大三角板代替滑测板，使其一直角边紧靠墙壁，另一直角边与头顶相接触，即可记录身高数。

2. 坐高

坐高是坐姿时颅顶点至座平面的垂直投影高度。测量仪器用专用身高坐高计。将平板放平。

被测者坐在身高坐高计的平板上，使骶骨部、两肩胛间紧靠支持，躯干自然挺直，头部正直、两眼平视前方，以保持耳屏（耳珠）上缘与眼眶下缘呈同一水平，两腿并拢，大腿与地面平行，小腿尽可能与大腿呈直角，上肢自然下垂，但不得撑坐板，双足踏在地面上（或垫板上）。测试人员站在被测者的右侧，将水平板轻轻沿立柱下滑，轻压被测者头顶。测试人员两腿与水平压板呈水平进行读数，记录之。测试误差不得超过 0.5cm。

注：测量时，应让被测者弯腰，使骶骨部紧靠立柱而后坐直，要特别注意骶骨是否紧靠支持，其他同前。

3. 体重

测量体重用的器械为体重计，其灵敏度应能测量出 0.1kg。

测量：体重计应放在平坦的地面上或平台上，然后调整零点。受试者自然站立在体重计台面中央，读数。测试误差不得超过 0.1kg。

注：被测者男性只穿短裤，女性穿短裤、背心或短轴衫。上下体重计时的动作要轻。体重计使用前一定要校正，并检查零点，测试人员要熟悉刻度尺刻度，避免差错。

4. 胸围

用每米误差不超过 0.2cm 的带尺测量。被测者自然站立、两脚分开与肩宽相当，双肩放松，上肢自然下垂。测试人员面对被测者，将带尺上缘经背部肩胛骨下角下缘至胸前。男性和未发育的女性，带尺下缘经乳头缘；已发育的女性，带尺经乳头上方第四肋骨处，测量平静状态下的胸围。测试误差不得超过 1cm。

注：测量时，记录员应站在被测者的背后，注意带尺有无折转，位置是否正确，被测者上肢是否下垂，有无低头等情况，并进行纠正。测试人员应注意带尺的松紧度要适宜。被测者站立要自然，不得挺胸、驼背或深呼吸。在呼气末、吸气开始时读数。

5. 皮脂（褶）厚度

用皮脂厚度计测量，注意皮脂厚度计的（测定）校正。先校正，水平放置砝码时，皮脂计读数在 15～25mm，即红色刻度线之间。

（1）三头肌皮脂厚度测量法（上臂法）

被测者上臂自然下垂，取（左）右上臂测三头肌部（自肩峰至尺骨鹰嘴的中点上方约 1～2cm，右上臂肩峰至桡骨头连线近中点，即肱三头肌腹部位），测试者用左手拇指和食指将皮肤连同皮下组织捏起，呈皱褶，然后用皮脂计测量皮褶根部的厚度（要防止将所在部位的肌肉也捏起，受试者主动收缩该部位肌肉，此时肌肉即滑脱）。

（2）肩胛下部皮褶测量法（背部）

测量部位在（左）右肩胛下角 2cm 处，被测者上臂自然下垂，与水平呈 45°角测量。

五、人体测量的评价

下列几种评价方法可供参考。

（1）所测的身高、体重、坐高、胸围等与本国本地区同一年龄组测定的平均值进行比较，如在平均值 2 个标准范围以内均可视为正常。

（2）体重：根据身高测量结果，按一定公式计算出标准体重。

标准体重可查表或按一定公式计算。一般采用 Broca 法改良式（适合我国应用）：

$$标准体重（kg）＝身高（cm）－105；$$

或用平田公式：

$$标准体重（kg）＝［身高（cm）－100］×0.9；$$

建议：

$$老年人标准体重（kg）＝身高（cm）－100。$$

有人在研究青年人的体重后，设计了一个适合中国人的公式。北方青年的标准体重为［身高（cm）－150］×0.6+50；南方青年标准体重为［身高（cm）－150］×0.6+48。

幼儿在身高 125cm 以下时理想体重 = 3 + ［身高（cm）－50］/3.8，该公式不考虑年龄因素，只考虑身高。

评价标准：

①实际体重改变率：即将实测体重与标准体重进行比较。

$$实际体重改变率（\%）＝（实际体重－标准体重）/标准体重×100$$

若实测体重相当于标准体重 ±10% 为正常体重；＋（10% ~20%）为过重；+20% 以上为肥胖；－（10% ~20%）为瘦弱；－20% 以下为严重瘦弱。

肥胖又分为四级：20% ~35% 为轻度肥胖；36% ~50% 为中度肥胖；51% ~75% 为重度肥胖；大于76% 为极度肥胖。

②理想体重百分率：即指被测者实际体重偏离总体标准的程度。

$$理想体重百分率（\%）＝（实测体重／标准体重）×100$$

理想体重百分率在 90% ~120% 为正常；120% ~150% 为超重；150% ~200% 为肥胖；大于 200% 为病态肥胖。

（3）体格营养（充实度）指数

①体质指数（BMI），WAO 推荐使用。

$$体质指数（BMI）＝体重（kg）／［身高（m）］^2$$

评价标准：成年人若 BMI 值大于 30 为肥胖；25 ~29.99 为超重；18.5 ~24.99 为正常；小于 18.5 为慢性营养不良（18.4 ~17 为轻度消瘦；16.9 ~16 为中度消瘦；<16 为重度消瘦）。

国外学者也有用 BMI 判断儿童肥胖：6 ~12 岁学龄儿童男性 >18；女性 >17.5 为肥胖。也有人认为，BMI 有随年龄增长而增大的趋势，男女之间无显著性差异，可以合并用一个标准。

②Kaup 指数，适用于学龄前儿童。

$$Kaup\ 指数 = \frac{体积（kg）}{[身高（cm）]^2} \times 10^4$$

评价标准：＞22.0 为肥胖，22.2～19.0 为优良，19.0～15.0 为正常，15.0～13.0 为消瘦，13.0～10.0 为营养失调，＜10.0 为患有消化性疾病。

③劳雷尔（Rohrer）指数，适用于学龄期儿童。

$$Rohrer\ 指数 = \frac{体积（kg）}{[身高（cm）]^3} \times 10^7$$

评价标准：＞156 为过度肥胖，156～140 为肥胖，140～109 为中等，109～92 为瘦弱，＜92 为过度瘦弱。

④Vervaeck（身体匀称）指数，适用于 17 岁以上者。

$$Vervaeck\ 指数 = \frac{体积（kg）+胸围（cm）}{身高（cm）} \times 100$$

评价标准：74.0～81.9 为狭身型，82.0～92.2 为宽身型，＞92.3 为肥胖型。

青年体格发育情况评价见表 2-5。

表2-5　　　　　　　　　Vervaeck 指数营养评价标准

| 营养状况 | 男性 | 17 岁 | 18 岁 | 19 岁 | 20 岁 | 21 岁以上 |
	女性		17 岁	18 岁	19 岁	20 岁以上
优 ＞		85.5	87.5	89.0	89.5	90.0
良 ＞		80.5	82.5	84.0	84.5	85.0
中 ＞		75.5	77.5	79.0	79.0	80.0
不良 ＞		70.5	72.5	74.0	74.0	75.0
极不良 ＜		70.5	72.5	74.0	74.0	75.0

⑤比胸围。

$$比胸围 = \frac{胸围（cm）}{身高（cm）} \times 100$$

（标准值：50～55）

⑥Pignete 指数。

$$Pignete\ 指数 = 身高（cm）-[胸围（cm）+体重（kg）]$$

中国 Pignete 指数：19 岁男性为 28.4，女性为 26.2；20 岁男性为 28.4，女性为 25.1；21 岁男性为 26.6，女性为 24.7；21 岁以上成年人标准值为 23。

（4）皮脂（褶）厚度

①三头肌皮脂厚度：正常参考值，男性为 8.4mm，女性为 15.3mm。

评价标准：大于90%为正常参考值，营养正常；90%～80%为正常参考值，中度体脂亏损；小于60%，严重亏损；大于120%为肥胖。

②order 指数计数与评价（见表 2 – 6）：order 指数（mm）＝ 三头肌皮脂厚度 + 肩胛下部皮脂厚度。

标准值：男性为23mm，女性为37mm。

表 2 –6　　　　　　　　　15 岁以上 order 指数评价标准

性别	瘦弱	正常	肥胖
男性	小于 10	10 ~ 40	大于 40
女性	小于 20	20 ~ 50	大于 50

六、分析与讨论

1. 人体测量有什么重要意义？

2. 评价人体测量情况，不同地区、不同人群其标准参考值应该是相同的吗？

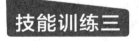

技能训练三　　食堂卫生学调查

一、技能目标

了解食堂卫生学调查的方法和学习掌握调查内容。

二、目的意义

食堂卫生学调查可根据需要单独进行，或作为整个营养调查的一个组成部分。

三、调查方法

（1）听取食堂负责人关于食堂卫生工作过去、现况及工作计划的介绍。

（2）询问负责人或其他食堂工作人员，索阅有关卫生的记录与制度等文件。

（3）深入厨房对食堂卫生进行观察、感官鉴定及采样。

四、调查的主要内容

（1）一般说明性内容：食堂名称、地址、所属单位、服务对象、进餐人数及餐数、供食方式及食堂的组织领导等。

（2）食堂的范围环境：四邻是什么性质的建筑物，有无污染食堂的可能性，周围较近处有无污染源（如垃圾堆、渗坑厕所等）及苍蝇滋生地的存在，距离食堂有多远；食堂周围及庭院的绿化和道路铺设情况等。

（3）厨房食堂的建筑与装置：由哪些部分组成，配置的相互关系是否合适（是否按流水作业系统配置）；建筑材料及建筑的形式是否便于保持卫生及进行清洁工作；食堂是否有足够的面积及桌椅供就餐者应用，如不够是如何解决的，有什么卫生问题；建筑结构是否能满足防蝇、防鼠、防尘、通风、取暖的要求；患慢性传染疾病患者进餐是否有专用食堂。

（4）厨房的设备及用具：有无上下水道（如无是怎样解决的，存在什么问题）；有无隔灰墙；热源是什么；有无排烟汽罩；有无用具及食具的消毒设备，实际应用情况如何；有无炊事员及进餐者单独的洗手设备，卫生情况如何；有无食品的冷藏设备，使用是否合理（温度保持多少，生熟食品是否分开放）；各种食品加工的机械、容器的质料如何，能否污染食品；各种食品容器及用具是否生熟分开使用，存放在什么位置。

（5）烹调操作卫生：生熟等食品是否分别放置清洗，切、配、煮、烧等是否发生交叉污染；是否均能烧熟煮透；凉拌菜怎样进行消毒；隔餐饭菜供应时是否再煮；炊事员如何辨认菜的质量好坏；他们是如何尝菜的味道的。

（6）炊事员的卫生：体检制度及带菌检查的情况，有否体检记录，多长时间检查一次，现在健康状况如何，对患各种疾病的炊事员是怎样处理的。炊事员是否都受过卫生知识或营养常识的训练，学习多长时间，在何时以何种方式学习，哪些人未受过训练，炊事员个人卫生习惯如何，衣帽口罩是否经常保持整洁，洗手及剪指甲做得如何，炊事员分工是否明确。

（7）卫生制度及经常的卫生工作：是否有卫生制度，何时修订的，贯彻执行的情况如何；是否有卫生组织，有无除害的办法，现在有无害虫滋生；是否有食物的验收制度，群众对食堂的反映如何及医务人员的指导情况。

（8）食物中毒及预防：过去是否发生过食物中毒（如发生过是在何时，因何原因，规模如何，采取了哪些有效措施），现在采取了哪些预防食物中毒及肠道传染病的措施。

（9）最后附：调查单位、调查者及调查时间。

五、分析与讨论

目前该食堂存在的主要卫生问题是什么？主要原因是什么？哪些是现在可以改进的，应如何改进？

技能训练四　食品营养标签的识别与评价

一、技能目标

1. 明确食品营养标签的意义。
2. 掌握食品营养标签的识别方法及评价。

二、食品营养标签的识别与评价

2013 年 1 月 1 日正式实施《GB 28050—2011 预包装食品营养标签通则》，是我国第一个食品营养标签国家标准，标志着我国将强制执行食品营养标签管理制度。

在 2013 年 1 月 1 日后生产的食品必须执行该标准的各项强制性规定。在此日期前生产的食品，可在产品保质期内继续销售。该标准适用于预包装食品营养标签上营养信息的描述和说明；该标准不适用于保健食品及预包装特殊膳食用食品的营养标签标示。

（一）预包装食品营养标签的识别

1. 食品营养标签的概念

食品标签指食品包装上的文字、图形、符号及一切说明物。食品标签的内容包括食品名称、配料清单、净含量、制造者及经销者的名称和地址、日期和贮藏说明、产品标准号、质量等级、批号、食用方法、能量和营养素含量等内容。

食品营养标签属于食品标签一部分内容，是显示食品组成成分、食品的营养特征和性能，向消费者传递食品营养信息的主要手段，它包括营养成分标示、营养声称和营养成分功能声称，是消费者最简单、最直接获取营养知识的途径，也是保证消费者的知情权、引导和促进健康消费的重要措施。

2. 食品营养标签基本要求

（1）预包装食品营养标签标示的任何营养信息，应真实、客观，不得标示虚假信息，不得夸大产品的营养作用或其他作用。

（2）预包装食品营养标签应使用中文。如同时使用外文标示的，其内容应当与中文相对应，外文字号不得大于中文字号。

（3）营养成分表应以一个"方框表"的形式表示（特殊情况除外），方框可为任意尺寸，并与包装的基线垂直，表题为"营养成分表"。

（4）食品营养成分含量应以具体数值标示，数值可通过原料计算或产品检测获得。各营养成分的营养素参考值（NRV）见附录一中附录 A。

（5）营养标签的格式见附录一中附录 B，食品企业可根据食品的营养特性、包装面积的大小和形状等因素选择使用其中的一种格式。

（6）营养标签应标在向消费者提供的最小销售单元的包装上。

3. 食品营养标签识别

食品营养标签包括营养成分标示、营养声称和营养成分功能声称。

（1）营养成分表

①标示内容：食品营养标签上的营养成分表是标有食品营养成分名称、含量和占营养素参考值（NRV）的百分比的规范性表格。表格中强制标示的内容包括能量、核心营养素的含量及其占营养素参考值（NRV）的百分比。当标示其他成分时，应采取适当形式使能量和核心营养素的标示更加醒目。使用了营养强化剂的预包装食品，在营养成分表中还应标示强化后食品中该营养成分的含量值及其占营养素参考值（NRV）的百分比。食品配料含有或生产过程中使用了氢化和（或）部分氢化油脂时，在营养成分表中还应标示出反式

脂肪（酸）的含量。未规定营养素参考值（NRV）的营养成分仅需标示含量。

②营养成分的表达方式：

A. 预包装食品中能量和营养成分的含量应以每 100 克（g）和（或）每 100 毫升（mL）和（或）每份食品可食部中的具体数值来标示。当用份标示时，应标明每份食品的量。份的大小可根据食品的特点或推荐量规定。

营养成分含量占营养素参考值（NRV）的百分数计算公式如下：

$$NRV = \frac{X}{NRV} \times 100\%$$

式中　X——食品中某营养素的含量；

　　　 NRV——该营养素的营养素参考值。

B. 营养成分表中强制标示和可选择性标示的营养成分的名称和顺序、标示单位、修约间隔、"0"界限值应符合附录一表 1 的规定。当不标示某一营养成分时，依序上移。

C. 当标示 GB 14880 和卫生部公告中允许强化的除附录一表 1 外的其他营养成分时，其排列顺序应位于附录一表 1 所列营养素之后。

具体实例见表 2 - 7。

表 2 - 7　　　　　　　营养成分表（nutrition information）

	项目 / Items	每100g per 100g	营养素参考值% 或NRV%
核心营养素	能量 / Energy	1820kJ	22%
	蛋白质 / Protein	9.0g	15%
	脂肪 / Fat	11.6g	19%
	碳水化合物 / Carbohydrate	72.0g	24%
	钠 / Sodium	500mg	25%
可选择标示的成分	维生素A / Vitamin A	110μgRE	14%
	维生素B₁ / Vitamin B₁	0.12mg	8%
	钙 / Calcium	226mg	28%

（营养素参考值%或NRV% 标注：占NRV 百分比）
（每100g per 100g 标注：每100g（mL）或每份的含量）

（2）营养声称　营养声称是指食品营养标签上对食品营养特性的描述和声明，如能量水平、蛋白质含量水平。营养声称包括含量声称和比较声称。实例见表 2 - 8。

（3）营养成分功能声称　营养成分功能声称是指某营养成分可以维持人体正常生长、发育和正常生理功能等作用的声称。

对除能量和核心营养素外的其他营养成分进行营养声称或营养成分功能声称时，在营养成分表中还应标示出该营养成分的含量及其占营养素参考值（NRV）的百分比。实例见表2－8。

表2－8　　　　　　　　　　　营养成分表

项目	每100克（g）	营养素参考值%或NRV%
能量	1692 千焦（kJ）	20%
蛋白质	2.9 克（g）	5%
脂肪	9.7 克（g）	16%
——反式脂肪（酸）	0.0 克（g）	
碳水化合物	74.6 克（g）	25%
——膳食纤维	3.6 克（g）	14%
钠	500 毫克（mg）	25%

本产品含膳食纤维。（营养声称）

膳食纤维有助于维持正常的肠道功能。（营养成分功能声称）

4. 配料表

（1）原料排序　食品的营养品质本质上取决于原料及其比例。配料表中，含量最大的原料应当排在第一位，按照从多到少的顺序，最少的原料排在最后一位。

如某麦片产品配料表如下：米粉、蔗糖、麦芽糊精、燕麦、核桃……

说明该麦片产品米粉含量最高，蔗糖次之，其中的燕麦和核桃都很少。

如另一麦片产品配料表如下：燕麦、米粉、蔗糖、麦芽糊精、核桃……

说明该麦片产品燕麦含量最高，营养品质应当会好得多。

对于饮料等产品，其上通常会注明"原果汁含量＞10％"或者"牛奶含量＞20％"等字样，这表明其中有多大比例来自天然原料，其他部分是用配料和水调配而成的。

（2）食品添加剂　按照国家标准，食品中使用的所有食品添加剂必须标注在配料表中。

添加剂的使用量都非常小，低于1％，所以它们"排名不分先后"。按法规要求，食品添加剂不能单用"色素"、"甜味剂"等模糊的名称，而必须标注其具体名称。比如"柠檬黄"、"胭脂红"、"栀子黄"等和颜色有关的色素；"阿斯巴甜"、"甜蜜素"等与甜味有关的甜味剂。

（二）食品营养标签的评价

例1：某食品营养标签如表2-9所示。

表2-9　　　　　　　　　　　　营养成分表

项目	每100克（g）	营养素参考值%或NRV%
能量	1523千焦（kJ）	1820%
蛋白质	6.1克（g）	106%
脂肪	12.0克（g）	20%
碳水化合物	—	—
钠	—	—

评价：该食品营养标签不符合《GB 28050—2011 食品安全国家标准 预包装食品营养标签通则》的强制标示能量、核心营养素（蛋白质、脂肪、碳水化合物、钠）的含量值及其占营养素参考值（NRV）的百分比的要求。

例2：某食品营养标签如表2-10所示。

表2-10　　　　　　　　　　　　营养成分表

项目	每100g	营养素参考值%或NRV%
能量	2031kJ	24%
蛋白质	4.9g	8%
脂肪	9.0g	15%
碳水化合物	94.7g	32%
——膳食纤维	7.1g	28%
钠	400mg	20%

本产品富含膳食纤维。

膳食纤维有助于维持正常的肠道功能。

评价：

（1）该营养标签符合《GB 28050—2011 食品安全国家标准 预包装食品营养标签通则》的强制标示能量、核心营养素（蛋白质、脂肪、碳水化合物、钠）的含量值及其占营养素参考值（NRV）的百分比的要求，并且标示顺序准确。

（2）该营养标签中"能量"与核心营养素的标示突出，比其他营养素的标示更醒目。

（3）该营养标签中营养成分的含量及计量单位符合标示准则，其修约间隔也符合标示准则。

（4）该营养标签中营养素参考值（NRV）%的值标示无误。

（5）该营养标签中的营养声称是"本产品富含膳食纤维"、营养成分功能声称是"膳食纤维有助于维持正常的肠道功能"，因其膳食含量高达 7.1g/100g，高于要求的≥6g/100g（固体），所以其营养声称和营养成分功能声称均符合准则，有助于市场监管和消费者验证。

因此，该食品营养标签符合《GB 28050—2011 食品安全国家标准 预包装食品营养标签通则》之要求。若该食品营养标签中的营养成分表使用中英文对照标示，则做得更好，也更能被食品商家在食品营养标签制作中借鉴和参考。

三、分析与讨论

（1）对以下食品营养标签进行识别与评价。某高钙低脂饼干营养标签见表 2-11 所示。

表 2-11   营养成分表

项目	每 100 克（g）	营养素参考值%或 NRV%
能量	1371 千焦（kJ）	16%
蛋白质	1.8 克（g）	3%
脂肪	3.0 克（g）	5%
碳水化合物	71.1 克（g）	24%
钠	360 毫克（mg）	18%
维生素 A	110 μgRE	14%
维生素 B_1	0.12mg	8%
磷	63mg	9%
锌	0.50mg	3%
钙	250mg	31%

钙有助于骨骼和牙齿更坚固。

（2）为某产品制作食品营养标签。

（3）对某一食品营养标签进行核对和评价。

技能训练五　食谱的编制与评价

一、技能目标

1. 熟练掌握食谱编制的原则、步骤和方法。
2. 能熟练编制符合营养要求的食谱。
3. 建立各种食物量的概念，并能按食谱进行配膳。

二、目的意义

1. 保证营养素按需供给

通过编制食谱，可将各类人群的热能和营养素推荐膳食摄入量具体落实到用膳者的每日膳食中，保证用膳者摄入足够的能量和各类营养物质，避免摄入营养的不足或过剩。

2. 促进达到平衡膳食的目的

通过编制食谱，可以在满足人体对各种营养素需要的前提下，更好地根据当地食物品种、生产季节、经济条件、烹调水平等安排和选择各类食物，按日编入食谱，并合理分配到各餐次中，以达到平衡膳食的要求。并且，通过编制营养食谱，可指导食堂管理人员有计划地管理食堂膳食，也有助于家庭有计划地管理家庭膳食，并且有利于成本核算。

3. 满足特殊营养的需要

通过编制食谱，能将特殊人群或病人的特殊营养要求严格周密地安排在膳食中，利于饮食治疗效果的发挥。

三、食品编制的原则及具体要求

食谱编制的总原则是平衡膳食。满足就餐者对营养素和热能的需要，并保证各营养素之间达到平衡；选择合理的烹调方法，避免营养素在烹调过程中的损失，使食物具有适当的色、香、味、形，能增加就餐者的食欲。当然，食物的安全是食谱编制时首要的考虑因素。

1. 按需要确定食物种类和数量

根据用膳者年龄、性别、劳动强度、生理状况和营养素摄入量标准，计算各种食物用量，使每天的热能及营养素摄入能满足人体需要。按照《中国居民膳食指南》的要求，膳食应满足人体需要的能量、蛋白质、脂肪，以及各种矿物质和维生素，既要能满足就餐者需要又要防止过量。对一些特殊人群，如生长期的儿童和青少年、孕妇和乳母，还要注意易缺营养素如钙、铁、锌等的供给。

2. 营养素的平衡分配

除了全面达到热能和各种营养素的需求量外，还要考虑到各种营养素之间适宜比例和平衡，充分利用不同食物中的各种营养素之间的互补作用，使其发挥最佳协同作用；三大生热营养素之间的比例要符合合理营养的要求；要保证蛋白质中优质蛋白质占适宜的比例；要以植物油作为油脂的主要来源；同时还要保证碳水化合物的摄入；各矿物质之间也要配比适当；还要把每天的食物合理地分配到全天各餐次中，使一日三餐能量分配达到早餐30%、午餐40%、晚餐30%。

3. 膳食品种多样化

膳食品种既要合乎营养卫生原则，还要注意色、香、味、形的多样化。主食要粗细粮搭配、粮豆混食，有米有面，有干有稀。菜肴应尽量做到荤素兼备，有菜有汤，饭菜类型要尽量避免单调重复。

4. 符合饮食习惯

结合食用者的经济情况，市场食物供应情况，食堂设备和厨师的技术能力，一般应该定时定量进餐，成人一日三餐，儿童三餐以外再加一次点心，老人也可在三餐之外加点心。

尽量照顾到多数食用者的饮食习惯、民族习惯和地方习惯。在一些与营养素相关的地方性疾病高发地，食物选择时要特别注意。如碘缺乏、氟缺乏或过多、硒缺乏或过多的地区；或者一些营养性疾病的高发人群，如缺铁性贫血、佝偻病等，应根据需要选择合适的强化食品，如铁强化酱油、加碘盐等。对一些不合理的饮食习惯应通过宣传教育逐步改变。

5. 注意食品安全

选择清洁、卫生的食物，保证食物的安全性是食谱编制时首先要考虑的，也是最基本的要求。

四、营养食谱编制程序

营养食谱编制的程序应遵循满足平衡膳食与合理营养的要求、食物多元化、尽可能照顾用餐者的饮食习惯、以有限的资金支出达到最佳的营养效果等食谱编制原则，编制过程如下。

（1）根据人体的营养状况和需求，确定营养目标，即确定人体每日（每餐）的能量和营养素需求量。

（2）根据推荐的能量分配比例，以碳水化合物供能为依据，确定人体每日（每餐）主食。

（3）根据蛋白质、脂肪的需求量及相应的配餐原则，确定肉类、豆类及油脂的种类及数量。

（4）根据已确定的主食、肉类、豆类及油脂的种类和用量，计算出已确定食物可提供的各种营养素的量，并与营养目标相比较，检查营养素的差距，根据差距大小以及中国居民膳食指南的原则，确定蔬菜、水果的种类和数量。

（5）根据已确定的主副食、水果的种类和数量以及各种菜肴的制作方法和选料情况，确定菜肴名称，制定带量餐谱。

（6）食谱的调整和评价。根据已形成的带量餐谱，验证各类营养素的提供情况，并与营养目标比较，检查是否符合要求，并做适当的调整。调整时应注意能量、风味、色泽、口感及特殊要求的满足程度及搭配等问题。

五、食谱编制的方法与步骤

目前常用的食谱编制方法主要有三种，即计算法、食物交换份法及计算机食谱编制。这三种食谱编制的方法各有特点，适合于不同的工作环境和不同的服务对象。随着计算机技术的普及，应用相关软件可以大大减少计算量，提高食谱编制工作效率。

（一）计算法

根据用餐者的年龄、身高、体重、劳动强度等情况，依据食物成分表中的数据，计算其营养素需要量。营养素计算法的特点是比较复杂，结果非常精确。计算法的基本步骤如下。

1. 确定用餐对象一日能量需要量供给量

各阶段人群及不同劳动强度人群的能量需要量，可直接检索《中国居民膳食营养素参考摄入量 DRIs》。表 2 - 12 是几个年龄阶段的男性人群，一日总能量和三餐能量分配表。

表 2 - 12　　　　　　　　　　　能量供给量快速查看表

就餐对象	全日能量		早餐能量		午餐能量		晚餐能量	
（范围）	MJ	kcal	MJ	kcal	MJ	kcal	MJ	kcal
3 ~ 4 岁	5.44	1300	1.63	390	2.18	520	1.63	390
7 ~ 10 岁	7.53	1800	2.26	540	3.01	720	2.26	540
10 ~ 11 岁	8.79	2100	2.64	630	3.51	840	2.64	630
11 ~ 14 岁	10.04	2400	3.01	720	4.02	960	3.01	720
>14 岁	11.72	2900	3.51	840	4.69	1120	3.51	840
轻体力劳动者	10.04	2400	3.01	720	4.02	960	3.01	720
中等体力劳动者	11.30	2700	3.39	810	4.52	1080	3.39	810
重体力劳动者	13.38	3200	4.01	960	5.35	1280	4.01	960

表 2 - 12 中所列数据为标准体重人群的能量需要，如果体重过轻或过重，可用表 2 - 13 中提供的标准计算能量的供给。

表 2 - 13　　　　　　不同体重成年人每日单位体重能量供给量

体型	劳动强度					
	轻体力活动		中等体力活动		重体力活动	
	MJ/kg	kcal/kg	MJ/kg	kcal/kg	MJ/kg	kcal/kg
体重过低	0.146	35	0.167	40	0.167 ~ 0.188	40 ~ 45
正常	0.126	30	0.146	35	0.167	40
超重及肥胖	0.084 ~ 0.105	20 ~ 25	0.126	30	0.146	35

2. 计算宏量营养素全日应提供的能量

能量的主要来源为蛋白质、脂肪和碳水化合物，为了维持人体健康，这三种能量营养素占总能量比例应当适宜，一般蛋白质应占 10% ~ 15%，脂肪应占 20% ~ 30%，碳水化合物应占 55% ~ 65%，具体可根据本地生活水平，调整上述三类能量营养素占总能量的比例，由此可求得三种能量营养素的一日能量供给量。

例如，由表 2 - 12 查得 35 岁中等体力劳动者每日能量需要量为 11.30MJ（2700kcal），若三种产能营养素占总能量的比例取中等值分别为蛋白质占

15%、脂肪占 25%、碳水化合物占 60%，则三种营养素全日各应提供能量如下：

　　蛋白质 11.30MJ（2700kcal）×15%＝1.695MJ（405kcal）

　　脂肪 11.30MJ（2700kcal）×25%＝2.825MJ（675kcal）

　　碳水化合物 11.30MJ（2700kcal）×60%＝6.748MJ（1620kcal）

　　3. 计算三种能量营养素的每日需要量

　　知道了三种产能营养素的能量供给量，还需将其折算为需要量，即具体的质量，这是确定食物品种和数量的重要依据。由于食物中的产能营养素不可能全部被消化吸收，且消化率也各不相同，消化吸收后，在体内也不一定完全彻底被氧化分解产生能量。因此，食物中产能营养素产生能量的多少按如下关系换算：即 1g 碳水化合物、脂肪、蛋白质产生能量分别为 16.7kJ（4.0kcal）、37.6kJ（9.0kcal）、16.7kJ（4.0kcal）。根据三大产能营养素的能量供给量及其能量折算系数，可求出全日蛋白质、脂肪、碳水化合物的需要量。

　　如根据上一步的计算结果，可算出三种能量营养素需要量如下：

　　蛋白质：1.695MJ÷16.7kJ/g＝101g（405kcal÷4kcal/g＝101g）

　　脂肪：2.825MJ÷37.6kJ/g＝75g（675kcal÷9kcal/g＝75g）

　　碳水化合物：6.78MJ÷16.7kJ/g＝406g（1620kcal÷4kcal/g＝405g）

　　4. 计算三种能量营养素的每餐需要量

　　知道了三种能量营养素全日需要量后，就可以根据三餐的能量分配比例计算出三大能量营养素的每餐需要量。一般三餐能量的适宜分配比例为：早餐占 30%，午餐占 40%，晚餐占 30%。

　　如根据上一步的计算结果，按照 30%、40%、30% 的三餐供能比例，其早、中、晚三餐各需要摄入的三种能量营养素数量如下：

　　早餐：蛋白质：101g×30%＝30g

　　　　　脂肪：75g×30%＝23g

　　　　　碳水化合物：406g×30%＝122g

　　午餐：蛋白质：101g×40%＝40g

　　　　　脂肪：75g×40%＝30g

　　　　　碳水化合物：406g×40%＝162g

　　晚餐：蛋白质：101g×30%＝30g

　　　　　脂肪：75g×30%＝23g

　　　　　碳水化合物：406g×30%＝122g

　　5. 主副食品种数量的确定

已知三种能量营养素的需要量，根据食物成分表，确定主食和副食的品种和数量。

（1）确定主食的品种、数量：由于粮谷类是碳水化合物的主要来源，因此主食的品种、数量主要根据各类主食原料中碳水化合物的含量确定。主食的品种主要根据用餐者的具体情况（如饮食习惯、特殊情况等）安排，并计算营养成分。

根据上一步的计算，早餐中应含有碳水化合物 122g，若以小米粥和馒头为主食，并分别提供 20% 和 80% 的碳水化合物。查食物成分表得知，每 100g 小米粥含碳水化合物 8.4g，每 100g 馒头含碳水化合物 44.2g，则：

$$所需小米粥重量 = 122g \times 20\% \div (8.4/100) = 290g$$
$$所需馒头重量 = 122g \times 80\% \div (44.2/100) = 220g$$

（2）副食品种、数量的确定：根据三种产能营养素的需要量，首先确定了主食的品种和数量，接下来就需要考虑蛋白质的食物来源了。蛋白质广泛存在于动植物性食物中，除了谷类食物能提供的蛋白质，各类动物性食物和豆制品是优质蛋白质的主要来源。因此副食品种和数量的确定应在已确定主食用量的基础上，依据副食应提供的蛋白质质量确定。计算步骤如下：

①计算主食中蛋白质质量（50%）。

②确定副食中蛋白质质量（50%）。副食中蛋白质质量 = 应摄入的蛋白质质量 - 主食中蛋白质质量。

③副食中蛋白质的 2/3 由动物性食物供给，1/3 由豆制品供给，据此可求出各自的蛋白质供给量。根据伙食标准、市场供应情况及个人饮食爱好选择。

④查表并计算得到动物性食物以及豆制品应供给量。

⑤设计蔬菜品种和数量。

蔬菜的品种一天最好不少于 5 种，重量达到食物总量的 30% ~ 40%，计算营养成分，把上述食物相加，调整其品种和数量，使维生素和无机盐达到标准。

仍以上一步的计算结果为例，已知该用餐者午餐应含蛋白质 40g、碳水化合物 162g。假设以馒头（富强粉）、米饭（大米）为主食，并分别提供 50% 的碳水化合物，由食物成分表得知，每 100g 馒头和米饭含碳水化合物分别为 44.2g 和 25.9g，按上一步的方法，可算得馒头和米饭所需重量分别为 184g 和 313g。

由食物成分表得知，100g 馒头（富强粉）含蛋白质 6.2g，100g 米饭含蛋白质 2.6g，则：主食中蛋白质含量 = 184g × (6.2/100) + 313g × (2.6/100) = 20g。

副食中蛋白质含量 = 40g - 20g = 20g。

设定副食中蛋白质的 2/3 由动物性食物供给，1/3 由豆制品供给，因此，动物性食物应含蛋白质重量 = 20g × 66.7% = 13g，豆制品应含蛋白质重量 = 20g × 33.3% = 7g。

若选择的动物性食物和豆制品分别为猪肉（脊背）和豆腐干（熏），由食物成分表可知，每 100g 猪肉（脊背）中蛋白质含量为 20.2g，每 100g 豆腐干（熏）的蛋白质含量为 15.8g，则：猪肉（脊背）重量 = 13g ÷（20.2/100）= 64g，豆腐干（熏）重量 = 7g ÷（15.8/100）= 44g。

确定了动物性食物和豆制品的重量，就可以保证蛋白质的摄入。最后是选择蔬菜的品种和数量。蔬菜的品种和数量可根据不同季节市场的蔬菜供应情况，以及考虑与动物性食物和豆制品配菜的需要来确定。

⑥确定纯能量食物的量。油脂的摄入应以植物油为主，有一定量动物脂肪摄入。因此以植物油作为纯能量食物的来源。由食物成分表可知每日摄入各类食物提供的脂肪含量，将需要的脂肪总含量减去食物提供的脂肪量即为每日植物油供应量。

6. 食谱的评价与调整

根据以上步骤设计出营养食谱后，还应该对食谱进行评价，确定编制的食谱是否科学合理。应参照食物成分表初步核算该食谱提供的能量和各种营养素的含量，与 DRIs 进行比较，相差在 ±10%，可认为合乎要求，否则要增减或更换食品的种类或数量。值得注意的是，制定食谱时，不必严格要求每份营养餐食谱的能量和各类营养素均与 DRIs 保持一致。一般情况下，每天的能量、蛋白质、脂肪和碳水化合物的量出入不应该很大，其他营养素以一周为单位进行计算、评价即可。

根据食谱的制订原则，食谱的评价应该包括以下几方面：

（1）食谱中所含五大类食物是否齐全，是否做到了食物种类多样化？

（2）各类食物的量是否充足？

（3）全天能量和营养素摄入是否适宜？

（4）三餐能量摄入分配是否合理，早餐是否保证了能量和蛋白质的供应？

（5）优质蛋白质占总蛋白质的比例是否恰当？

（6）三种产能营养素（蛋白质、脂肪、碳水化合物）的供能比例是否适宜？

以下是评价食谱是否科学、合理的过程：

（1）首先按类别将食物归类排序，并列出每种食物的数量。

（2）从食物成分表中查出每 100g 食物所含营养素的量，算出每种食物所含营养素的量。计算公式为：

食物中某营养素含量 = 食物量（g）×可食部分比例×100g 食物中营养素含量/100

（3）将所用食物中的各种营养素分别累计相加，计算出一日食谱中三种能量营养素及其他营养素的量。

（4）将计算结果与中国营养学会制订的"中国居民膳食中营养素参考摄入量"中同年龄同性别人群的水平比较，进行评价。

（5）根据蛋白质、脂肪、碳水化合物的能量折算系数，分别计算出蛋白质、脂肪、碳水化合物三种营养素提供的能量及占总能量的比例。

（6）计算出动物性及豆类蛋白质占总蛋白质的比例。

（7）计算三餐提供能量的比例。

表 2 – 14 为 10 岁男生一日食谱，对其进行评价。

表 2 – 14　　　　　　　　　10 岁男生一日食谱

餐次	食物名称	用量
早餐	面包	面粉 150g
	火腿	25g
	牛奶	250g
	苹果	100g
午餐	青椒肉片	青椒 100g
		瘦猪肉 45g
		植物油 6g
	熏干芹菜	熏干 30g
		芹菜 100g
		植物油 5g
	馒头	面粉 150g
晚餐	西红柿炒鸡蛋	西红柿 125g
		鸡蛋 60g
		植物油 6g
	韭菜豆腐汤	韭菜 25g
		南豆腐 30g
		植物油 3g
	米饭	大米 125g

（1）按类别将食物归类排序，看食物种类是否齐全。

谷类薯类：面包 150g，面粉 150g，大米 125g。

禽畜肉及鱼类：火腿 25g，瘦猪肉 45g。

豆类及其制品：熏干 30g，南豆腐 30g。

奶类：牛奶 250g。

蛋类：鸡蛋 60g。

蔬菜水果：苹果 100g，青椒 100g，芹菜 100g，西红柿 125g，韭菜 25g。

纯热能食物：植物油 19g。

（2）食物所含营养素的计算：首先从食物成分表中查出各种食物每 100g 的能量及各种营养素的含量，然后计算食谱中各种食物所含能量和营养素的量。

以计算 150g 面粉中所含营养素为例，从食物成分表中查出小麦粉 100g 食部为 100%，含能量 1439kJ（344kcal），蛋白质 11.2g，脂肪 1.5g，碳水化合物 73.6g，钙 31mg，铁 3.5mg，维生素 B_1 0.28mg，维生素 B_2 0.08mg，故 150g 面粉可提供：

能量 $= 1439 \times 150/100 = 2158.5$kJ（$344 \times 150/100 = 516$kcal）

蛋白质 $= 11.2 \times 150/100 = 16.8$g

脂肪 $= 1.5 \times 150/100 = 2.25$g

碳水化合物 $= 73.6 \times 150/100 = 110.4$g

钙 $= 31 \times 150/100 = 46.5$mg

铁 $= 3.5 \times 150/100 = 5.25$mg

维生素 $B_1 = 0.28 \times 150/100 = 0.42$mg

维生素 $B_2 = 0.08 \times 150/100 = 0.12$mg

其他食物计算方法和过程与此类似。计算出所有食物分别提供的营养素含量，累计相加，就得到该食谱提供的能量和营养素。如此食谱可提供：

能量 8841kJ（2113kcal），蛋白质 77.5g，脂肪 57.4g，钙 602.9mg，铁 20.0mg，维生素 A 341.4μg，B 族维生素 10.9mg，维生素 C 70mg。

参考 10 岁男生每日膳食营养素参考摄入量（DRIs）：能量 8800kJ（2100kcal），蛋白质 70g，钙 800mg，铁 12mg，维生素 A 600μg，B 族维生素 10.9mg，维生素 C 80mg。比较可见，除维生素 A 和维生素 C 不足外，能量和其他营养素供给量基本符合需要。

维生素 A 不足可通过 1~2 周补充一次动物肝脏来弥补，维生素 C 不足可用富含维生素 C 的蔬菜水果来补充，以弥补此食谱的不足之处。

（3）三种供能营养素的供能比例：由蛋白质、脂肪、碳水化合物三种营养素的能量折算系数可以算得：

蛋白质提供能量占总能量比例 $= 77.5g \times 16.71kJ/g \div 8841kJ = 14.7\%$

脂肪提供能量占总能量比例 $= 57.4g \times 37.61kJ/g \div 8841kJ = 24.4\%$

碳水化合物提供能量占总能量比例 $= 1 - 14.7\% - 24.4\% = 60.9\%$

蛋白质、脂肪、碳水化合物适宜的供能比分别为 $10\% \sim 15\%$，$20\% \sim 30\%$，$55\% \sim 65\%$。该例食谱的蛋白质、脂肪、碳水化合物的摄入比例还是比较合适的。

（4）动物性及豆类蛋白质占总蛋白质比例：将来自动物性食物及豆类食物的蛋白质累计相加，本例结果为35g，食谱中总蛋白质含量为77.5g，可以算得：动物性及豆类蛋白质占总蛋白质比例 $= 35 \div 77.5 = 45.2\%$，优质蛋白质占总蛋白质的比例超过1/3，接近一半，可认为优质蛋白质的供应量比较适宜。

（5）三餐提供能量占全天摄入总能量比例：将早、中、晚三餐的所有食物提供的能量分别按餐次累计相加，得到每餐摄入的能量，然后除以全天摄入的总能量得到每餐提供能量占全天总能量的比例：

早餐：$2980 \div 8841 = 33.7\%$

午餐：$3181 \div 8841 = 36.0\%$

晚餐：$2678 \div 8841 = 30.3\%$

三餐能量分配接近比较适宜的30%、40%、30%。

总的看来，该食谱种类齐全，能量及大部分营养素数量充足，三种产能营养素比例适宜，考虑了优质蛋白质的供应，三餐能量分配合理，是设计比较科学合理的营养食谱。需要强调的是以上的食谱制定和评价主要是根据宏量营养素的状况来进行讨论。在实际的食谱制定工作中还必须对各种微量营养素的适宜性进行评价，而且需要检测就餐人群的体重变化及其他营养状况指标，对食谱进行调整。

7. 营养餐的制作

有了营养食谱还必须根据食谱原料，运用合理的烹饪方法进行营养餐的制作。在烹饪过程中，食物中的蛋白质、脂肪、碳水化合物、维生素、矿物质、水等营养素会发生多种变化，了解这些变化，对于合理选用科学的烹调方法，严格监控烹饪过程中食物的质量，提高营养素在食物中的保存率和在人体中的利用率都有着重要作用。此外，营养餐的制作还应保证食物的色、香、味俱全，这样才能保证食物的正常摄入，达到营养配餐预期的营养素摄入量。

8. 制定周食谱

一日食谱订出后，可在此基础上制订1周食谱，结合季节、市场供应情况以及具体条件，更换食物的种类和烹调方法，尽可能做到食物品种多样化，避免菜肴单调重复。

9. 食谱的总结、归档管理等

编制好食谱后，应该将食谱进行归档保存，并及时收集用餐者及厨师的反馈意见，总结食谱编制的经验，以便以后不断改进。

随着计算机技术的发展，营养食谱的确定和评价也可以通过计算机实现。目前出现了许多膳食营养管理系统软件，使用者只要掌握基本的电脑技能，就可以方便快捷地确定营养食谱，并且得出营养素的营养成分。膳食营养管理系统软件有很多种，一般膳食营养管理系统软件具有如下功能：

（1）提供自动挑选食物种类界面，将挑选出的食物自动编制出代量食谱，计算出各类食物的用量并自动将其合理地分配到一日三餐或三餐一点中。

（2）进行食谱营养成分的分析计算，并根据计算结果进行调整。

（3）分析膳食的食物结构和计算分析各种营养素的摄入量、能量和蛋白质的食物来源等。许多软件采取开放的计算机管理方式，可随时扩充食物品种及营养成分。有的软件还可以对个体和群体的膳食营养状况做出综合评价，针对儿童青少年还可实现生长发育状况的评价。另外，特殊营养配餐应用软件还有减肥配餐的设计功能及常见病病人膳食的设计功能。

（二）食物交换份法

食物交换份法简单易行，易于被非专业人员掌握。该法是将常用食物按其所含营养素量的近似值归类，计算出每类食物每份所含的营养素值和食物质量，然后将每类食物的内容列出表格供交换使用，最后，根据不同能量需要，按蛋白质、脂肪和碳水化合物的合理分配比例，计算出各类食物的交换份数和实际重量，并按每份食物等值交换表选择食物。

食物交换份法是一种较为粗略的计算方法，通常适用于对已有的食谱进行变换，如设计一周或者数周的食谱。其特点是简单、迅速、实用，可避免摄入食物过分固定化，基本保持原营养摄入的平衡，使饮食和生活更加丰富多彩。由于每个交换份的同类食品中的蛋白质、脂肪、碳水化合物等营养素含量很相近，因此，在制订食谱时同类的各种食物可以相互交换。但是交换时必须注意同类别、等能量交换，即以粮换粮、以豆换豆、以菜换菜、以鱼禽畜肉换相应的鱼禽畜肉等。若跨组别进行交换，虽然能量是相等的，但由于不同组别食物中其他营养素的差别很大，跨组别交换将严重影响膳食的总体平衡。本法对病人和正常人都适用，此处仅介绍正常人食谱的编制。

（1）根据膳食指南，按常用食物所含营养素的特点划分为五大类食物。

第一类：谷类及薯类。谷类包括米、面、杂粮；薯类包括马铃薯、甘薯、木薯等。主要提供碳水化合物、蛋白质、膳食纤维、B 族维生素。

第二类：动物性食物。包括肉、禽、鱼、奶、蛋等，主要提供蛋白质、脂肪、矿物质、维生素 A 和 B 族维生素。

第三类：豆类及制品。包括大豆及其他干豆类，主要提供蛋白质、脂肪、膳食纤维、矿物质和 B 族维生素。

第四类：蔬菜水果类。包括鲜豆、根茎、叶菜、茄果等，主要提供膳食纤维、矿物质、维生素 C 和胡萝卜素。

第五类：纯能量食物。包括动植物油、淀粉、食用糖和酒类，主要提供能量。植物油还可提供维生素 E 和必需脂肪酸。

（2）各类食物的每单位食物交换代量见表 2 - 15 ~ 表 2 - 20。

表 2 - 15　　　　　　　谷类和薯类食物交换代量表

（每份含能量 90kcal，蛋白质 42g，碳水化合物 19g，脂肪 0.5g）

食物名称	质量/g	食物名称	质量/g
面粉	25	挂面	25
大米	25	面包	37.5
玉米面	25	干粉丝	25
小米	25	土豆	125
高粱米	25	凉粉	375
面条（切）	30	鲜玉米	175
馒头	40	油条	22.5

表 2 - 16　　　　　　　蔬菜、水果类食物交换代量表

（每份含能量 80kcal，蛋白质 5g，碳水化合物 15g）

食物名称	质量/g	食物名称	质量/g
大白菜、油菜、圆白菜、韭菜、菠菜	500 ~ 750	鲜豌豆	100
		倭瓜	350
芹菜、莴笋、雪里蕻、空心菜	500 ~ 750	胡萝卜	200
西葫芦、西红柿、茄子、苦瓜、冬瓜、南瓜	500 ~ 750	萝卜	350
		蒜苗	200
菜花、绿豆芽、茭白、蘑菇（鲜）	500 ~ 750	水浸海带	350
柿子椒	350	李子、葡萄、香蕉、苹果、桃子、橙子、橘子等	200 ~ 250
鲜豇豆	250		

表 2 – 17 　　　　　　　　动物性食物交换代量表

（每份含能量 90kcal，蛋白质 10g，脂肪 5g，碳水化合物 2g）

食物名称	质量/g	食物名称	质量/g
瘦猪肉	50	肥瘦猪肉	25
瘦羊肉	50	肥瘦羊肉	25
瘦牛肉	50	肥瘦牛肉	25
鸡蛋	1 个	鱼虾	50
禽	50	烤鸭	55
牛肉干	30	火腿肠	85
猪肉松	30	牛奶	250
酸奶	200	牛奶粉	30

表 2 – 18 　　　　　　　　豆类食物交换代量表

（每份含能量 45kcal，蛋白质 5g，脂肪 1.5g，碳水化合物 3g）

食物名称	质量/g	食物名称	质量/g
豆浆	125	熏干	25
南豆腐	70	腐竹	5
北豆腐	42	千张	14
油豆腐	20	豆腐皮	10
豆腐干	25	豆腐丝	25

表 2 – 19 　　　　　　　　纯能量食物交换代量表

（每份含能量 45kcal，脂肪 5g）

食物名称	质量/g
菜籽油	5
豆油、花生油、棉籽油、芝麻油	5
牛油、羊油、猪油	5

表 2 – 20 　　　　　　　　乳类及制品交换代量表

（每份含能量 90kcal，蛋白质 5g，脂肪 5g，碳水化合物 6g）

食物名称	质量/g	食物名称	质量/g
奶粉	20	脱脂奶粉	25
牛奶	160	奶酪	25
羊奶	160	无糖酸奶	130

（3）按照中国居民平衡膳食宝塔上标出的数量安排每日膳食（见表 2 – 21）。

表 2 –21　　　平衡膳食宝塔建议不同能量膳食的各类食物参考摄入量　　　单位：g/d

食物	低能量 约 7.5MJ（1800kcal）	中等能量 约 10.0MJ（2400kcal）	高能量 约 11.7MJ（2800kcal）
谷类	300	400	500
蔬菜	400	450	500
水果	100	150	200
肉、禽	50	75	100
蛋类	25	40	50
鱼虾	50	50	50
豆类及其制品	50	50	50
奶类及其制品	100	100	100
油脂	25	25	25

可根据个人年龄、性别、身高、体重、劳动强度及季节等情况对建议数量进行适当调整。从事轻体力劳动的成年男子如办公室职员等，可参照中等能量膳食来安排自己的进食量；从事中等以上强度体力劳动者如一般农田劳动者，可参照高能量膳食进行安排；不参加劳动的老年人可参照低能量膳食来安排。女性一般比男性的食量小，因为女性体重较轻及身体构成与男性不同。女性需要的能量往往比从事同等劳动的男性低 200kcal 或更多些。一般说来，人们的进食量可自动调节，当一个人的食欲得到满足时，他对能量的需要也就会得到满足。

（4）根据不同能量的各种食物需要量，参考食物交换份表，确定不同能量供给量的食物交换份数。

①总食物交换份数确定：以每份含能量 90kcal 为目标确定总份数。

总食物交换份数 = 总能量 ÷90kcal

②三大产热营养素份数确定：由三大营养素供能比确定。

碳水化合物份数 = 总份数 ×60%

蛋白质份数 = 总份数 ×15%

脂肪份数 = 总份数 ×25%

③确定提供碳水化合物、蛋白质、脂肪食物的份数。

通常食物份数中蔬菜和水果各需要 1 份，豆乳类 2 份，油脂类 2 份。需要的其他各类食物份数大致如下：

主要提供碳水化合物类食物：粮谷类＝碳水化合物份数－蔬菜份数－水果份数

主要提供蛋白质类食物：肉、鱼、蛋类＝蛋白质类份数－豆乳类份数

主要提供脂肪类食物：肉、鱼、蛋类＝脂肪份数－油脂类份数

④三餐食物份数确定：按照三餐供能比30%、40%、30%确定。

$$早餐份数＝总份数×30\%$$
$$午餐份数＝总份数×40\%$$
$$晚餐份数＝总份数×30\%$$

⑤将食物份数换算为具体食物量。

⑥根据具体食物编制一日食谱。

（5）食物交换份法举例：某办公室工作的男性职员，根据中等能量膳食各类食物的参考摄入量，相当于8份谷薯类食物、1~2份果蔬类食物、4份肉蛋奶等食物、2份豆类食物、5份油脂类食物。应该注意的是食物交换代量表的交换单位不同，折合的食物交换份数也不同。

这些食物分配到一日三餐可以如下安排。

食谱一（见表2－22）：

表2－22　　　　　　　　　一日食谱举例

餐次	食物名称	食物原料	质量/g	备注
早餐	甜牛奶	鲜牛奶	250	
		白糖	20	
	面包	面粉	125	
	大米粥	大米	25	
午餐	水饺	面粉	150	全日用油25g
		瘦肉	100	
		白菜	300	
加餐	苹果		200	
晚餐	米饭	大米	150	
	鸡蛋炒莴笋	鸡蛋	100	
		莴笋	150	

根据交换表，改变其中的食物种类，全日这样安排。

食谱二（见表2－23）：

表 2 -23　　　　　　　　　　一日食谱举例

餐次	食物名称	食物原料	质量/g	备注
早餐	糖三角	面粉	125	
		白糖	20	
	高粱粥	高粱米	25	
	煮鸡蛋	鸡蛋	100	
午餐	米饭	大米	150	全日用油 25g
	瘦肉丝	瘦肉	50	
	炒菠菜	菠菜	300	
加餐	梨		200	
晚餐	烙饼	面粉	125	
	大米粥	大米	25	
	白菜炖肉	白菜	150	
		肉	50	

（6）食品交换份法注意事项：

①仍要遵守平衡饮食原则，合理搭配。

②每餐应包括粮食类、副食类、蔬菜类和烹调油。

③控制脂肪，忌荤油、肥肉、煎炸和甜食，应少盐。

食物交换份法是一个比较粗略的方法，实际应用中，可将计算法与食物交换份法结合使用，首先用计算法确定食物的需要量，然后用食物交换份法确定食物种类及数量。通过食物的同类互换，可以一日食谱为模本，设计出一周、一月食谱。

（三）计算机食谱编制法

在配餐软件出现之前，人工完成能量的精算比较费时，除了总能量和三大产能营养素的能量计算之外，更为精细的营养素计算和营养评价十分繁杂、费力，极大地影响了营养师的工作效率，也制约了营养配餐工作在大范围内的开展。近几年来，体育运动队、学校和机关、企业食堂、营养餐厅、大型餐饮机构、营养师工作室等开展的营养配餐发展迅猛，而作为高效、准确、大规模营养配餐的必备工具，配餐软件也不断改进，飞速发展。

目前国内的配餐软件种类较多，各有其特点。有的适用于临床营养，相关数据多，专业程度高，但操作程序复杂，初学者不易掌握；有的为产品和行业而设计，比如用于保健品公司销售产品或者适用于儿童营养配餐为幼儿园设计，其特点是针对性强、操作程序比较简单，但应用范围比较窄。近年来，随着营养教育的蓬勃开展和营养配餐工作的深化，应行业和市场的需求，一些专业程度高、适用行业广、数据精准、操作简便的营养配餐软件陆续问世。

1. 营养配餐软件应具备的功能

（1）与营养知识相关的资料库。由于营养配餐工作涉及的内容很广、数据很多，很多数据靠营养师的记忆是做不到的，往往需要查阅大量的书籍和文件，因此应提供与营养知识相关的资料库，为操作者和客户提供参考。例如，国家的相关法律法规、营养知识常识、各地饮食习惯及特点、膳食指南、食品安全知识、食物成分含量等。

（2）参考餐肴配料。根据各地的饮食特点，应为操作者提供一些公用参考菜肴的制作方法、配料等。操作者可以根据对象需求，很方便地推荐一些合理的菜肴和加工制作方法。

（3）适用对象基本信息的录入、修改与删除。应该适用于不同的个体、人群，并进行登记记录、存档，方便对不同对象的就餐计划进行分类、指导、查询。

（4）常见疾病症状与饮食要求。设计膳食餐谱时，应该充分考虑到不同对象、不同身体健康状态对饮食的要求。而熟练地掌握这些知识对初学者来说有一定的困难，因此，智能软件应提供常见疾病症状与饮食要求以供参考。

（5）食物选择与食物数量的确定。这是配餐软件的主要部分，为就餐对象设计餐谱，首先应正确地选择食物种类，进行合理配伍，并确定合理的食物摄入数量，为设计餐谱打好基础。

（6）个性菜肴的制作。膳食越人性化，越受欢迎。中国餐饮的特点之一是不同的家庭、酒店制作的同一名称菜肴所用的配料可能不同，因此，应能利用不同种类和数量的食物，制作出个性化的菜肴。

（7）食物营养分析。设计出的营养餐谱是否科学合理，要有各种营养素摄入量的比较，因此，软件应具备对照食物的营养成分作出分析的功能。通过计算摄入的各种营养素的量与推荐标准相比较，找出差距，以利于餐谱设计的改进，最终达到科学合理的膳食标准。食物营养分析一般包括：营养素成分及来源分析、产能物质及来源分析等。

（8）人体营养状况的评价。不同个体、人群其健康状况不同，因此所需营养成分的数量也不同。所有科学合理的配餐都是根据不同个体、人群的营养需求而设计的，智能配餐软件必须具备一种或多种人体营养状况的评价功能。

（9）信息输出功能。经过一系列的操作后应该具备信息输出功能，存档或交付适用对象。

（10）存档功能。各种配餐及营养分析都应能够存入相应的服务对象的文件夹下存档，以备以后查询和分析使用。

2. 选择软件的注意事项

（1）操作简捷性。

（2）配餐运算依据的科学性。

（3）营养分析的综合性。

（4）合适的价格。

（5）升级更新服务。

营养配餐软件还应具备其他一些功能，如完整报表输出功能，包括：某份菜肴的详细营养素成分报表、详细食物成分报表、某日详细营养素成分报表、某日配餐三餐（包括加餐）详细食物构成，以及膳食宝塔构成分析、多种关键指标数值分析；实现从食物到菜谱，从菜谱到食物的快速调用，快速转换功能；另外还应备有全程文本手册和视频录像指导操作，使软件操作方便高效、容易掌握。

六、练习与讨论

1. 食谱编制的依据和具体要求是什么？
2. 试用营养素计算法编制一份营养食谱。
3. 试为妈妈编制一日食谱。
4. 试为自己设计一周食谱。

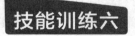 技能训练六　　社区居民健康档案的编制

一、技能目标

1. 了解个人健康档案的主要内容和社区营养工作需要收集居民健康资料。
2. 能完成社区居民健康档案的收集、建立和管理。

二、社区居民个人健康档案的建立

社区居民个人健康档案是记录有关社区居民健康资料的系统文件，包括病史记录、健康检查记录、保健卡以及个人和家庭的一般情况记录等。

1. 个人健康档案的主要内容

个人健康档案的内容主要包括两部分：一是有关健康问题的"个人健康问题记录"，包括基本资料、问题目录、问题描述、病情流程表等；二是用以观察和预防疾病的"周期性健康检查记录"，该部分对居民个人所进行的周期性健康检查结果做全面、系统的记录。

（1）个人健康问题记录

①基本资料：基本资料一般包括以下方面：

a. 人口学资料。包括姓名、性别、出生日期、籍贯、民族、文化程度、职业、婚姻状况、家庭关系、社会经济状况、宗教信仰、身份证号码及家庭住址等。

b. 生活习惯及健康行为资料。包括饮食习惯、运动锻炼、睡眠、吸烟、酗酒、滥用药物等内容。

c. 人体生物学基础资料。指身高、体重、血压、血型、各种检查结果等指标。

d. 临床资料。包括现病史、过去史、家族史、药物过敏史、手术史、月经史、生育史等。

e. 心理健康状况资料。包括对健康和疾病的认知程度、平日的性格、患病期间的情绪变化等。

f. 生活事件资料。比如失业、车祸、离异、家庭成员死亡等对生活产生严重影响的事件。

②问题目录：所谓问题是指过去影响过、现在正在影响或将来还可能影响病人健康的异常情况，包括明确的或不明确的诊断，可以是无法解释的症状、体征或实验检查结果，也可以是社会、经济、心理和行为问题（如失业、丧偶）。问题目录常以表格的形式记录，将确认后的问题按发生的时间顺序逐一编号记入表中，为了便于查询，可以把问题分成主要健康问题和暂时性健康问题两大类，前者多指长期的、慢性的以及尚未解决的健康问题，后者只列出急性问题。问题目录常置于健康档案之首，便于对其情况一目了然。主要问题目录、暂时性问题目录见表2-24和表2-25。

表 2 –24　　　　　　　　　　　　　　　主要问题目录

问题序号	发生日期	记录日期	问题名称	解决日期	转归
1	2008.6	2013.7.2	高血压		
2	2012.12	2013.9.5	丧偶		
3	2013.8	2013.10.3	脑血栓		

表 2 –25　　　　　　　　　　　　　　　暂时性问题目录

问题序号	问题名称	发生日期	就诊日期	处理及结果
1	踝关节扭伤	2013.6.6	2013.6.6	热敷，治愈
2	急性痢疾	2013.8.29	2013.8.30	肌注庆大霉素，治愈

③问题描述及问题进展记录：问题描述即将问题中的每个问题依序号顺序逐一以"S—O—A—P"的形式进行描述。

S——病人的主观资料，如病人的主诉、症状、病史等。

O——客观检查资料，如病人的体征、实验室检查结果以及病人的态度、行为等。

A——评估，完整的评估包括诊断、鉴别诊断、与其他问题的关系、问题的轻重程度以及预后等。

P——计划，是针对每一问题提出相应的治疗和康复计划，包括诊断计划、治疗计划、健康教育、营养指导和康复治疗等。

问题进展记录是根据上述问题顺序，对问题目录中的各种问题依照进展情况加以记录。若某一问题有更进一步的诊断名称时，则以新的名称替换旧的名称，如在跟踪中发现新的问题，则在进展记录中添加新的问题目录及编号。在进行问题进展记录的过程中，应始终贯穿生物、心理、社会、家庭这一主线，这样才能比较全面地获取资料，做出完整的评价和正确的处理方案。

④病情流程表：对于主要健康问题，尤其是需要长期监测的慢性疾病，应对其病情变化及治疗情况做连续性地记录。在社区营养和健康管理中，多采用病情流程表的方式描述病情或其他问题在一段时间内的变化情况，包括症状、体征、检验、用药、行为等的动态观察，其目的是为了对主要健康问题实施动态地监测和连续性的管理。病情流程表见表 2 –26。

表 2 - 26　　　　　　　　　病情流程表

问题 1：高血压

日期	血压	心脏	眼底	尿蛋白	用药及建议
2013. 7. 2	180/120mmHg				
2013. 7. 10	164/110mmHg				
2013. 7. 20	160/110mmHg				
2013. 8. 15	160/100mmHg				

（2）周期性健康检查记录：周期性健康检查是针对个人健康危险因素制定的综合性健康检查方案，其记录提供的信息不但可以起到早期发现疾病的作用，还可以为制定健康促进方案提供系统、全面的客观依据。

周期性健康检查首先需要为服务对象设计好健康检查计划，其内容应当包括两个方面：一是针对致病因素采取的预防措施中的计划免疫、生长发育评估、健康教育等；二是为了预防疾病和早期发现疾病而设置的定期体检项目。

周期性健康检查记录是将检查的项目、时间、各项检查结果及所采取的应对措施等信息详细填入健康档案，以便系统、全面地观察和分析问题。

2. 个人健康档案的建立方法

（1）健康数据的收集：个人健康档案建立的原则是：数据真实可靠、不断更新、发现问题及时处理。档案形式应完整、统一，内容应简明、实用。其健康数据可通过以下几种方式收集。

①利用现存资料。各个部门和系统都有常规性的报表，像保健卡、体检表之类，从中可以得到大量信息。

②经常性工作记录。比如医院的病例记录、卫生监测记录等，定期对这些资料进行分析，可以获得一些规律性的信息。但是由于这些工作记录受各种条件的限制，故有一定的局限性。如医院的住院记录尽管能提供大量的信息，但医院门诊记录往往没有连续性，诊断不详细，使信息的可靠性降低。

③社区调查。通过社区调查，可了解该社区人群的健康状况及社会因素、自然条件、遗传因素对人群健康的影响，大规模的人群调查可以得到较为全面和可靠的信息。

④健康筛查。通过体检确定受检者有无疾病和健康问题，以及轻重程度。健康筛查涉及内科、外科、妇科、骨科、皮肤科、口腔科、眼科、耳鼻喉科、实验室等多项内容，可以充分利用这些资料丰富个人健康档案的内容。

（2）资料的核查和录入：原始数据是数据汇总、分析的基础。首先要对其内容进行复查，其次对数据的完整性和准确性进行复核，检查有无漏项和编码错误等，核查后方可保存文本档案或将数据录入计算机。数据录入要建立文档，按栏目输入，可采用两人同时录入，然后比较两人的录入结果来保持准确性，必要时要进行核对。

3. 个人健康档案的管理

（1）资料的管理

①统一编号、排列有序。健康档案应采取科学的管理方法，统一编号、脉络清楚、库藏有数、排架合理，便于核对检查和提供使用。对于数据档案，可按照社区分类，或者按疾病分类；卷内文案应按顺序排列，并将所有档案袋按顺序存放在档案柜内，档案在柜架上的排列次序，应先左后右、先上后下；起始卷号的档案在左上角，终止卷号的档案在右下角；在每一排柜架靠近主通道的一端，于适当高度位置统一贴上字体工整的醒目标签，写明该排柜架所存档案的名称和案卷起始号码。

②专人负责健康档案。要专人负责，个人每次就诊时要凭就诊卡从档案室换取个人健康档案，就诊结束后及时将档案归还，换回就诊卡。

③数据资料应有备份。

（2）档案的保存

①保持适宜的温度和湿度。档案在存放过程中应注意对室内温湿度的调节，高温、高湿会加快纸张水解和字迹褪变的速度，增大有害气体和灰尘的吸附能力，招致害虫的滋生和霉菌的蔓延，这都会给档案造成严重的危害，一般温度应控制在 14～24℃，相对湿度为 45%～60%。为了掌握房间的温度和湿度，一般用仪表进行测量；采用自然通风的方法调节室内空气的温度和湿度，简便易行，比较经济。吸潮是调节房间湿度的重要方法，一般使用吸潮剂或机械设备来除去室内空气中的部分水蒸气。

②防范害虫。害虫可将档案蛀蚀成洞或毁为碎片，失去利用价值。要做好消灭档案害虫的防范措施，可采用杀虫剂涂刷法或者熏蒸法除治害虫。

三、实训练习： 个人健康档案建立

1. 工作准备

计算机，个人健康信息调查表和信息数据。

2. 工作程序

（1）程序1　收集社区人群的健康信息并进行整理。

可以根据某个社区的一份个人健康调查表的具体项目来录入数据。

个人健康档案示范表如表 2 – 27 所示。

档案袋外部填写：

姓名：　　　　　编号：

地址：　　　　　电话：

档案内文部分：见表 2 – 27。

表 2 –27　　　　　　　　　　个人档案登记表

姓名		性别		出生年月	
籍贯				民族	
信仰		血型		文化程度	
职业		收入		婚姻状况	
工作单位				联系电话	
住址				住宅电话	
医疗费用负担情况	公费				
	社会医疗保险				
	商业医疗保险				
	自费				
	其他				
吸烟情况	吸烟年龄				
	每天吸烟支数				
	吸烟年限				
饮酒情况	白酒折合38°每天摄入量/mL				
	啤酒每天摄入量/mL				
	红酒每天摄入量/mL				
睡眠情况	>8h				
	6～8h				
	4～6h				
	<4h				
饮食情况	三餐不规律				
	常不吃早餐				
	常暴饮暴食				
	三餐素食				
	常夜间22：00以后用餐				
	喜食咸				

续表

饮食情况	喜食辣			
	喜甜食			
	喜油炸食品			
	每周一次以上在饭店用餐			
运动情况	每周锻炼次数			
	每次锻炼时间 <30min			
	每次锻炼时间 30~60min			
	每次锻炼时间 >60min			
锻炼方式				
患病史	高血压		确诊时间	
	冠心病		确诊时间	
	脑卒中		确诊时间	
	糖尿病		确诊时间	
	高脂血症		确诊时间	
	其他		确诊时间	
家族史	高血压	父亲		
		母亲		
		其他		
	冠心病	父亲		
		母亲		
		其他		
	脑血管病	父亲		
		母亲		
		其他		
	糖尿病	父亲		
		母亲		
		其他		
	恶性肿瘤	父亲		
		母亲		
		其他		
月经史				
生育史				

（2）程序2 文本档案的建立。

①文本档案录入：要严格按照要求，对各表及项目进行认真填写，建立客观可靠的健康档案。表格和项目可根据实际情况增减。

②文件的排列和编号：组合在同一案卷内的档案文件，应当按顺序排列，系统化管理。排列卷内的文件时，要求保持文件之间的联系并具有条理性，同时要给每一份卷内的文件以固定的位置。排列社区的档案文件可以按时间、地点、人名的姓氏笔画或拼音字母顺序排列。

排列好后，进行统一编号，用来固定案卷中每份文件的位置。为方便查找，除设计好档案编号外，还可按英文字母顺序编写个人健康档案的姓名索引。

③档案的装订：装订文件是为了固定档案文件的排列顺序，防止文件散失和磨损，便于管理。装订前要将文件折叠整理并用线订牢固。对于已经破损的文件，要做必要的裱糊和修补工作。

（3）程序3 档案目录的编制。

档案目录的编制是将已排列完毕并编号的档案登入档案目录的工作。通常是一个社区一个年度的案卷编制一本目录。目录项目主要有：案卷顺序号、名称、起止日期、备注。目录全部登记好后，加上封皮和封底，装订成册。封皮如图2-1所示。

<table>
<tr><td colspan="2" align="center">档案号</td></tr>
<tr><td colspan="2" align="center">某市某社区个人健康档案</td></tr>
<tr><td>姓名：</td><td>ID：</td></tr>
<tr><td>性别：</td><td>出生年月：</td></tr>
<tr><td>婚姻：</td><td>职业：</td></tr>
<tr><td colspan="2">文化程度：</td></tr>
<tr><td colspan="2">地址：</td></tr>
<tr><td colspan="2">联系电话：</td></tr>
<tr><td colspan="2">社区：</td></tr>
<tr><td colspan="2">建档日期：</td></tr>
</table>

图2-1 档案封皮

（4）程序4 档案保存。

社区健康档案的管理一般以家庭为单位，每一个家庭拥有一个档案袋，上面标明家庭档案编号，内装有家庭健康档案及其所有成员的个人健康档案。各社区卫生服务站（点）应备有专门的档案柜，将所有家庭档案袋按编号顺序存放在档案柜内，保证安全完好。

①档案的排放：在一个档案柜内同时存放多个档案时，不得混插排放。档案在柜架内的排放次序，应先左后右，先上后下。对于一个柜架来说，起始卷号在架的左上角，终止卷号在架的右下角。在每一排柜架靠近主通道的一端，在适当高度位置统一贴上字体工整醒目的标签，写明该排柜架所存档案的名称、案卷起止号等。

②温湿度的调节：温度一般控制在 14～24℃，相对湿度 45%～60%，一般可用仪表测量。控制和调节房间温湿度的措施主要是密闭、通风、吸潮。

③防虫措施：对于档案中少量害虫可使用震落法，即把档案竖直，用于轻轻拍动，使害虫掉下，然后进行人为消灭。对于木架、木箱中的档案害虫，使用涂刷法，在木制档案箱、架中有害虫或虫蛀的洞隙，用杀虫剂涂刷。对于档案中发现大量害虫时，采用熏蒸法，如使用磷化铝片剂对房间进行熏蒸。还可以使用杀虫剂直接除治害虫。

（5）程序 5　电子档案的建立。

①数据录入。

②数据的储存。

（6）程序 6　建立健康档案的查询方法：编号法，分类法。

（7）注意事项

①此种方法适用于数值资料。因为排序只能针对数字排序，对文字资料没有作用，所以在输入资料时尽量将数据设为数值资料。

②可采用入户或电话调查的方法收集社区人群的健康信息。

③社区人群的健康信息资料应定期收集，并对影响健康的主要危险因素进行分析和定期监测与追踪。

④社区健康档案应由专人用电脑统一管理。

⑤对档案资料实行保密措施。

⑥有很多软件能输入和分析数据，有兴趣的学员可进行相关知识的学习和使用。这些软件可以建立调查表文件、录入与核对数据，对数据进行逻辑审查，报告数据、保存数据管理程序，SPSS、SAS 等软件还具有录入和管理大型数据库的功能。

3. 实操训练

完成社区居民健康档案的建立。

第三部分
食品安全检测技能训练

技能训练一　培养基的制备与灭菌

一、技能目标

1. 了解培养基的配制原理，掌握常用培养基的制备方法。
2. 学会玻璃仪器的洗涤和灭菌前的准备工作。

二、基本原理

　　培养基是人工配制的适合微生物生长繁殖或积累代谢产物的营养基质。任何培养基中均需含有微生物所必需的能源、碳源、氮源、矿质元素、水和生长因素，但不同营养类型、不同种类的微生物对营养元素的要求又有很大差异。不同微生物对 pH 要求不一样，应将培养基调到一定的 pH 范围。目前使用的各种培养基都是经前人反复实践、比较设计的成果。根据研究目的的不同，可将培养基制成固体、半固体和液体三种形式。固体培养基是在液体培养基中加入 1.5% ~ 2.0% 的琼脂作凝固剂，半固体培养基是加入 0.5% ~ 0.8% 的琼脂。有时为了特殊的目的，也可用明胶或硅胶等作为凝固剂。

　　由于微生物营养类型不同，应提供不同种类的培养基。在分离、培养异养微生物时，对一般细菌常选用牛肉膏蛋白胨培养基，对放线菌常用高氏Ⅰ号合成培养基，培养酵母菌、霉菌则用麦芽汁或豆芽汁葡萄糖培养基以及察氏培养基等，有时也可常用马丁氏培养基分离霉菌。马丁氏培养基除含有霉菌所需的各种营养物外，还有孟加拉红染料，能抑制放线菌和细菌，链霉素可杀死或抑制细菌，但对霉菌均无害，所以这种培养基具有选择作用。

三、实验器材

1. 药品

牛肉膏，蛋白胨，氯化钠，琼脂，可溶性淀粉，葡萄糖，蔗糖，K_2HPO_4，KNO_3，$MgSO_4 \cdot 7H_2O$，$FeSO_4 \cdot 7H_2O$，$NaNO_3$，KCl，1mol/L NaOH，1mol/L HCl 等。

2. 仪器及其他

手提式或立式全自动高压蒸气灭菌锅，试管，移液管，锥形瓶，烧杯，量筒，玻璃棒，漏斗，纱布，棉花，报纸，天平或台秤，马铃薯，黄豆芽等。

四、实验内容

（一）常用培养基的配制

1. 肉膏蛋白胨培养基（用于分离及培养细菌）

成分　牛肉膏　0.5g　　　　　　琼脂　1.5～2.0g

　　　蛋白胨　1.0g　　　　　　水　100mL

　　　氯化钠　0.3g　　　　　　pH　7.2～7.4

配制培养基的基本过程如下：

（1）称量　按照培养基配方，正确称取各种原料放于烧杯中。

（2）溶解　在上述烧杯中加入适量水（若不做要求一般加入自来水）搅匀，或加热溶解。应在药品全部溶解后加水补足加热过程所蒸发的水分。配制固体培养基时，应将称好的琼脂加入后加热至琼脂完全融化，并不断搅拌，以免糊底烧焦，最后加水补足水分。

（3）调pH　用1mol/L NaOH 或1mol/L HCl 调 pH 至7.2～7.4，尽量避免回调；

（4）过滤　用过滤纸或多层纱布过滤，一般无特殊要求，此步可以省去。

2. 豆芽汁葡萄糖（或蔗糖）培养基（用于分离、培养酵母菌及霉菌）

成分　黄豆芽　10g　　　　琼脂　1.5～2.0g

　　　　葡萄糖　5g　　　　　水　100mL

　　　　自然 pH

称新鲜黄豆芽 10g，放烧杯中，再加入 100mL 自来水，小火煮沸 30min，用纱布过滤，最后加水补足量，制成 10% 豆芽汁。再加入葡萄糖 5g，煮沸后加入琼脂 1.5g，继续加入使之融化，补足失水。

3. 马铃薯葡萄糖培养基（分离霉菌用）

制法：将马铃薯去皮，并切成薄片，立即放入水中，否则马铃薯易氧化变黑。每 200g 马铃薯加自来水 1000mL，加热煮沸，煮至酥而不烂，用 4～6 层纱布过滤，然后稀释到 1000mL。121℃灭菌 20～30min，即为 20% 的马铃薯浸汁，贮存备用。

配制培养基时，按 100mL 马铃薯浸汁加入葡萄糖 2g，琼脂 1.5～2.0g。

4. 无菌水的制备

将 250mL 锥形瓶内装 99mL 自来水（或生理盐水），将小试管内装 4.5mL 自来水（或生理盐水），塞上棉塞，包扎，放入高压灭菌锅，121℃灭菌 20～30min 待用。

（二）培养基的分装及棉塞的制作

1. 培养基的分装

根据不同需要，可将制好的培养基分装入试管或锥形瓶内。注意不要使培养基沾染管口或瓶口，以免浸湿棉塞，引起污染。

试管分装时，取玻璃漏斗一个，装在铁架上，漏斗下连一个橡皮管和另一玻璃管嘴相接，橡皮管上加一弹簧夹。分装时，用左手拿住空试管中部，并将漏斗下的玻璃嘴插入试管内，以右手拇指及食指开放弹簧夹，中指及无名指夹住玻璃管，使培养基直接流入试管内（见图 3－1），容量在试管高度的 1/4 左右；用锥形瓶分装培养基时，容量以不超过容积的一半为宜。

2. 棉塞的制作

为了过滤空气，避免污染，试管或锥形瓶口需用棉花堵塞（脱脂棉易吸水，勿用）。为了节省棉花或节省时间，在配制实验临时所用的无菌水和培养基时，也可以用硅胶、橡胶塞或聚丙烯塑料试管帽代替棉塞。装液体培养基的锥形瓶口，可包扎 6～8 层纱布以代替棉花。

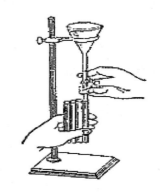

图 3－1　分装培养基

制备过程：

（1）取棉花整理（注：脱脂棉易吸水，不宜用于制作棉塞）。

（2）将纱布根据棉塞的大小剪成方块状，将棉塞包裹于纱布中，四角包好，自此棉塞不仅无菌操作过火时不易着火，而且可以反复使用。

（3）检验棉塞制作（见图3-2）适合度的方法：将棉塞塞入试管2/3，手拔棉塞，有清脆响声，即为适合；手拔困难，太紧，妨碍空气流通，不易拔出；棉塞过松，微生物会从缝隙处进入试管，导致培养基被污染。在大批制作棉塞以前，应先试制1个，塞在试管口上，用手提棉塞，如果试管不脱落下来，就以这个棉塞的大小为准制作其余的棉塞。

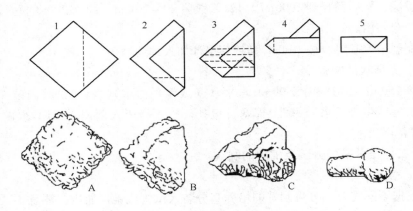

图3-2   棉塞的制作过程

3. 加棉塞

分装完毕及棉塞制备好后，需要用棉塞堵住管口或瓶口。棉塞不要过紧或过松，塞好后，以手提棉塞管、瓶不下落为合适。

4. 包扎

以6～10支试管为一捆，用双层旧报纸包扎；将装有培养基的三角瓶加棉塞用双层旧报纸包扎，并做好标记。

（三）灭菌

将灭菌物品放入灭菌锅内，121℃灭菌20～30min。

高压灭菌锅的使用方法如下：

（1）将内层锅取出，向外层锅内加入适量的水，使水面与三角搁架相平为宜。切勿忘记加水，同时水量不可过少，以防灭菌锅烧干引起炸裂事故。

（2）放回内层锅，并装入待灭菌物品。注意不要装得太挤，以免妨碍蒸汽流通而影响灭菌效果。三角烧瓶与试管口端均不要与锅壁接触，以免冷凝水淋湿包口的纸透入棉塞。

（3）加盖，并将盖上的排气软管插入内层锅的排气槽内。再以两两对称的方式同时旋紧相对的两个螺栓，使螺栓松紧一致，切勿漏气。

（4）用电炉或煤气加热，并同时打开排气阀，使水沸腾以排除锅内的冷空气。待冷空气完全排尽后，关上排气阀，让锅内的温度随蒸汽压力增加而逐渐上升。当锅内压力升到所需压力时，控制热源，维持压力至所需时间。本实验用 0.1MPa，121.5℃，20～30min 灭菌。

灭菌的主要因素是温度而不是压力。因此锅内冷空气必须完全排尽后，才能关上排气阀，维持所需压力。

（5）灭菌所需时间到后，切断电源或关闭煤气，让灭菌锅内温度自然下降，当压力表的压力降至"0"时，打开排气阀，旋松螺栓，打开盖子，取出灭菌物品。

压力一定要降到"0"时，才能打开排气阀，开盖取物。否则就会因锅内压力突然下降，使容器内的培养基由于内外压力不平衡而冲出烧瓶口或试管口，造成棉塞沾染培养基而发生污染，甚至灼伤操作者。

（四）摆斜面与制作固体无菌平板

培养基灭菌后，如要制作斜面培养基和倒平板，须趁热进行。

（1）制作斜面培养基：在实验台上放 1 支长 0.5～1m 左右的木条，厚度为 1cm 左右。将试管头部枕在木条上，使管内培养基自然倾斜（见图 3－3），凝固后即成斜面培养基。

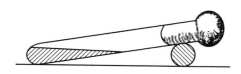

图 3－3　摆斜面

（2）制作平板培养基：将灭菌的培养基按无菌操作倒入无菌培养皿中，每皿约倒入 15mL 左右，以铺满皿底为度。待培养基凝固后，倒置平放在恒温箱里，24h 后检查，如培养基未长杂菌，即可用来培养微生物。

（五）玻璃器皿的洗涤和包扎

1. 玻璃器皿的洗刷

玻璃器皿使用前必须洗刷干净。锥形瓶、试管、培养皿等浸入水中洗涤，用毛刷和洗衣粉洗刷，然后再用水冲净。移液管先用洗液浸泡，再用水冲洗。洗刷干净的玻璃仪器在电热干燥箱中烘干后备用。

2. 玻璃器皿灭菌前的准备工作

（1）培养皿又称双碟或平皿，由一底一盖组成一套。可以每套单独使用纸包装，也可将几套一起用纸包装。

（2）移液管应在管口处用细铁丝塞入少许棉花（1~1.5cm 长）；以防止细菌吸入口中，并避免将口中细菌吹入管内。棉花要塞的松紧适宜。吹时以能通气但不使棉花滑下为准。将塞好棉花的移液管尖端，放在 4~5cm 宽的长条纸的一端，约成45°角，折叠纸条包住尖端，用左手握住移液管身，右手将移液管压紧，在桌上向前搓转，以螺旋式包扎起来。上端剩余纸条，折叠打结，以备灭菌（见图 3-4）。

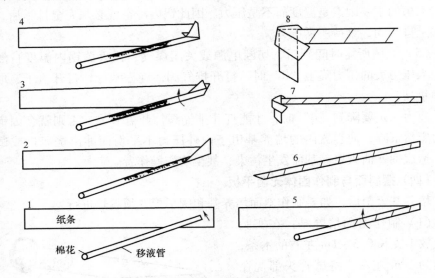

图 3-4　吸管包扎法

五、实验报告

（1）分析所配制培养基中的碳源、氮源、能源、无机盐及维生素的来源。

（2）附入所配制的培养基配制过程原始记录，简单说明培养基配制、分装过程中的关键操作。

六、分析与讨论

1. 培养不同种类微生物能否用同种培养基，培养细菌、放线菌、酵母菌、霉菌通常采用什么培养基？

2. 培养基为什么要调节 pH，上述四大类微生物最适 pH 各是多少？

3. 微生物实验所用瓶口、管口为什么要塞上棉塞？所用的培养基及器皿接种前为什么均需经高压蒸汽灭菌？

4. 如何检查灭过菌的培养基是无菌的？

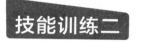 环境和人体表面微生物的检查

一、技能目标

1. 证明环境与人体表面存在微生物。
2. 比较来自不同场所与不同条件下细菌的数量和种类。
3. 体会食品生产加工过程中无菌操作的重要性，以严格进行卫生管理。
4. 了解不同类型微生物的菌落特征。

二、基本原理

微生物是自然界中分布最广的一群生物，无论是在高山、陆地、淡水、海洋、空气以及动植物体内外，都有它们的存在，可以说我们所生活的环境中有形形色色的微生物。粮、油原料及其制品等工农业产品含有丰富的养分，它们是微生物天然的营养基质，如果其他条件适宜，霉菌、细菌、酵母菌等微生物类群就会迅速地繁殖起来。实验室制备的平板含有细菌生长所需要的营养成分，当取自不同来源的样品接种于平板上，在 37℃ 下培养 1~2d，菌体即能通过多次细胞分裂进行繁殖，并受固体基质的局限而形成一个个肉眼可见的细胞群体，称为菌落。每一种细菌所形成的菌落都有它自己的特点，例如菌落的大小，表面干燥或湿润、隆起或扁平、粗糙或光滑，边缘整齐或裂缺，菌落透明、半透明或不透明，颜色以及质地疏松或紧密等。因此，我们可通过平板培养来检验环境中微生物的数量和类型。

三、实验器材

肉膏蛋白胨琼脂平板，无菌水，灭菌棉签（装在试管内），接种环，试管架，酒精灯或煤气灯，记号笔（或蜡笔），废物缸。

四、操作步骤

每组在"实验室"和"人体"两大部分中各选择一个内容做实验，或由教师指定分配，最后结果供全班讨论。

1. 写标签

任何一个实验，在动手操作前均需首先将器皿用记号笔做上记号，培养皿的记号一般写在皿底上。如果写在皿盖上，同时观察两个以上培养皿的结果，打开皿盖时，容易混淆。用记号笔写上班级、姓名、日期，本次实验还要写上样品来源（如实验室空气或无菌室空气或头发等），字尽量小些，写在皿底的一边，不要写在当中，以免影响观察结果。

2. 制备无菌平板

熔化培养基→无菌操作注入灭菌的平皿中→冷却凝固后备用。

3. 环境微生物的检验

（1）采样：可选择教室 宿舍、草地、林中、校园内、马路旁等场所进行。

（2）方法：沉降法，接受空间微生物。

各小组分别到指定地点，打开平皿盖，暴露在空气中 5～10min（这里应注意：采样时间要统一），盖上皿盖。注意留对照。

（3）培养：采样后，将标记好的平皿倒置于 30～37℃恒温箱培养。

4. 体表和物体表面上微生物的检验

可选择洗手前后，硬币，门把手，桌面，实验台面等。

（1）实验台和门的旋钮

①取样：取灭菌棉球并沾取无菌水并将湿棉签在实验台面或门旋钮上擦拭 5～10cm²。将棉球放入 100mL 无菌水中，制成菌悬液，并将其制成不同稀释度的菌悬液备用。

②接种：取 2～3 个稀释度的菌悬液 0.5（或 0.2）mL 于无菌培养皿中，将熔化的培养基冷却至 45℃左右倒平板，混匀，冷却凝固后倒置培养。每个稀释度至少做两个平行实验，注意要有对照的平板。

稀释倒平皿及混菌摇匀方式见图3-5及图3-6。

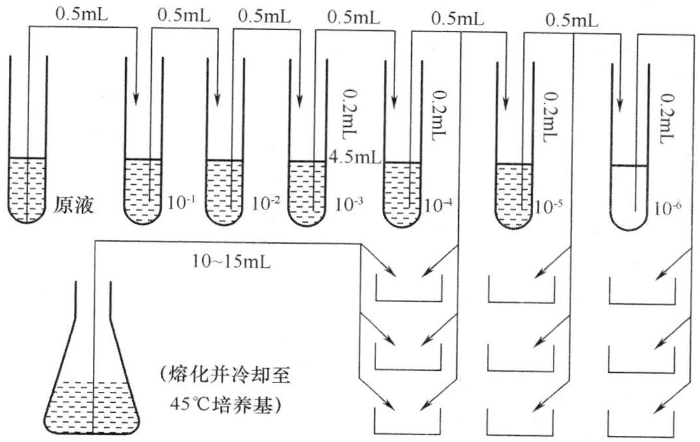

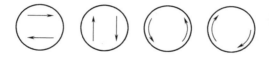

图3-5　稀释倒平皿示意图

图3-6　混菌摇匀的几种常见方式

（2）人体表面细菌的检查：以手为例，用灭菌镊子捏取灭菌棉球沾取无菌水，擦揩手掌面，将棉球放入盛有100mL水的三角瓶中，混匀，用灭菌的1mL吸管吸取三角瓶中的1mL溶液，放入没有加入培养基的灭菌平皿中（注意无菌操作），将溶化好的并冷却到45℃左右的培养基倒入平皿中（约15～20mL），在桌面充分混匀，静置，待凝固后于35～37℃恒温培养。

5. 计数

（1）经过一定时间的培养，在平皿培养基表面会长出各种微生物的菌落，若菌落较多可将平皿平分为四等份，统计1/4份的菌落数乘以4即可。

（2）体表和物体表面上微生物的检验：将平均一个平皿的菌落总数乘以100即为手上或物体上的所带微生物总数（为什么？）。

若对检测对象进行了稀释，且取稀释后的菌悬液接种时，不是取1mL而是取了0.5（或0.2）mL于无菌培养皿中，此时应如何计数（如实验台和门的旋钮的检验）？

五、结果统计与记录方法

（1）菌落计数：在平板上，如果菌落厚而重叠，则数平板 1/4 面积内的菌落。

（2）根据菌落大小、形状、高度、干湿等特征观察不同的菌落类型。但要注意，如果细菌数量太多，会使很多细菌生活在一起，或者限制了菌落生长而变得小，因此外观不典型，故观察菌落的特点时，要选择分离出来的单个菌落。

菌落特征描述方法如下：

①大小：大、中、小、针尖状。可先将整个平板上的菌落粗略观察一下，再决定大、中、小的标准，或由教师指出一个大小的范围。

②颜色：黄色、金黄色、灰色、乳白色、白色、红色、粉红色等。

③干湿情况：干燥、湿润、黏稠。

④形态：圆形、不规则等。

⑤高度：扁平、隆起、凹下。

⑥透明程度：透明、半透明、不透明。

⑦边缘：整齐、不整齐。

六、说明与注意事项

（1）经高温灭菌的物品不再有任何活着的微生物，这就排除了实验外其他环境的污染。故进行环境等空间微生物的检验时，在实验前不要盲目打开培养皿，以防外界非目的环境中的细菌或真菌孢子等落在培养基上。

（2）实验过程要设置对照（空间微生物的检验不打开皿盖；体表和物体表面上微生物的检验，在同一实验条件下不加悬液，在无菌操作条件下加入熔化好并冷却到45℃左右的培养基）。

（3）实验中对照组和试验组的培养皿要在同一环境下培养。因为对比不同环境中的细菌和真菌的存在情况，属于单因素比较，所以除了采样地点是变量外，其他，如采样的时间、培养条件等，要保持相对一致。

（4）细菌和真菌几乎无处不有、无处不在，但在不同环境中分布的多少不同。通常，教室、草地、林中等环境中的微生物检验采用沉降法；手、硬币等物品上微生物检验采用液体涂抹收集法（若数量过多，平皿上菌落连成一片无法计数则需进行稀释）。

（5）经过严格高温灭菌的物品中不可能有细菌和真菌。在检验过程中，一直处于密闭状态的培养皿和严格无菌操作倾倒的不含悬液的平板不可能有细菌和真菌。

（6）细菌和真菌的生活同其他生物一样，也需要水、一定的营养物质、适宜的温度和一定的生存空间等。

七、实验报告

（1）列表统计各环境中及体表和物体表面上微生物的种类并描述其生物学特征。

（2）列表统计各环境中及体表和物体表面上微生物的数目。

（3）与其他同学所做的结果进行比较并进行交流分析。

八、分析与讨论

1. 比较各种来源的样品，哪一样品的平板菌落与菌落类型最多？

2. 环境和无菌室（或无人走动的实验室）相比，平板上的菌落数与菌落类型有什么差别？你能解释一下造成这种差别的原因吗？

3. 洗手前后的平板，菌落数有无差别？

4. 通过本次实验，在防止培养物的污染与细菌的扩散方面，你学到些什么？在今后的职业操作中有什么感悟和启示？

将本小组的平板结果记录于表 3-1 中，与其他组别所做的结果进行比较，并记录于表 3-2 中。

表 3-1　　　　　　　　　　平板结果记录表

样品来源	菌落数（近似值）	菌落类型	特征描写						
			大小	形态	干湿	高度	透明度	颜色	边缘
1		1							
		2							
		3							
		4							
		5							

表 3-2	与其他组别结果比较表		
采样地点	细菌菌落数	霉菌菌落数	其他微生物

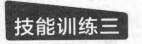

乳的卫生学检验与酸乳发酵

一、技能目标

1. 了解乳的卫生检验的基本项目和内容。
2. 掌握乳的卫生检验的方法及评判标准。
3. 掌握乳的各项卫生检验的实际意义。

二、乳的检验

鲜乳是婴幼儿、老年人、病人的营养佳品，又是微生物良好的培养基，为确保乳的质量和需用乳者的健康，必需在乳的生产、加工、运输、贮存、销售等各个环节，经常地进行检验，以保证乳的卫生标准。

乳的检验包括：感官检验、理化检验和细菌学检验等。

（一）感官检验

1. 采样

根据检验的目的可直接采取瓶（袋）装或成品鲜乳；也可从牛舍的乳桶中采样，这时要注意先将牛乳混匀，采样器应事先灭菌或消毒。采样量一般在 200~250mL。

2. 检查

取鲜乳样品摇匀后，倒入一小烧杯内（约 30mL），仔细观察其外观、色泽（看是否带有白、绿或明显的黄色）、组织状态（如是否有絮状物或凝块），嗅其气味，经煮沸后方能尝其滋味（消毒的成品乳可直接品尝）。

3. 评定

新鲜乳在外观和色泽上，应呈乳白色或稍带微黄色的均匀胶态液体，无沉淀、无凝块、无杂质、无黏稠和浓厚现象；并且无异味、微甜，具有牛乳所固有的香味和滋味。

（二）理化检验

1. 相对密度的测定

（1）原理及意义　牛乳相对密度的测定是利用专门的密度计——乳密度计（也称乳稠计）进行测定。通常用 20℃/4℃（即 d_4^{20}）乳密度计进行，是指 20℃ 的质量与同体积 4℃ 时纯水的质量之比。

鲜乳主要由水、脂肪、蛋白质、碳水化合物（主要是乳糖）和盐类等按一定比例构成，这些成分构成了鲜乳固有的理化性质。相对密度法是利用鲜乳的相对密度来初步检验判断乳的卫生质量，通过相对密度的大小可以帮助了解该物质品质的纯度、掺杂、加水等情况。鲜乳的相对密度通常为 1.028 ~ 1.034，向牛乳中加水可使相对密度降低；脱脂或加入无脂干物质（如淀粉）后可使相对密度升高。如果牛乳既脱脂又加水，则相对密度可能无变化，这就是牛乳的"双掺假"。因此，单纯根据牛乳的相对密度并不能全面、准确地判定其卫生质量。

（2）仪器：20℃/4℃ 乳密度计（可直接读数）、量筒（100 ~ 200mL）、温度计（0 ~ 100℃）。

（3）操作步骤　取混匀并调节温度为 10 ~ 20℃ 的乳样，小心地沿量筒壁倒入筒内，注意勿使产生泡沫也不要将乳加得太满，以加入量筒体积的 3/4 为宜；先用温度计测定乳温，然后将清洁的乳相对密度计轻轻放入乳中，此时可将乳加满量筒，任其自由漂浮，但密度计不能与筒内壁接触，待密度计静止 2 ~ 3min 后，再读出乳密度计刻度数（以乳液平凹线为准）。

太冷或太热的牛乳不宜进行相对密度的测定，最好是在乳的温度为 10 ~ 20℃ 时进行相对密度的测定。

（4）计算　乳相对密度以乳温 20℃ 为标准。如果乳温不在 20℃ 则需换算成 20℃ 时的相对密度。

校正的方法是：根据乳密度计的读数和乳样的温度，将乳密度计读数换算成 20℃ 时的读数。乳温比 20℃ 每高 1℃，要在得出的密度计读数上加相对密度计度数 0.2 度，或在相对密度上加上 0.0002；乳温比 20℃ 每低 1℃，要从读出的密度计数值内减去密度计度数 0.2 度，或在相对密度上减去 0.0002。再按下式计算：

$$d_4^{20} = 1 + X_1/1000$$

式中　d_4^{20}——样品的密度；

　　　X_1——校正的乳密度计读数。

[例] 乳密度计表示的读数为 30.5 度。

乳的温度：18℃；

温度差：18 - 20 = -2℃；

温度上的修正：-2 × 0.2 = -0.4；

校正温度的乳密度计表示度数：30.5 - 0.4 = 30.1 度；

乳的相对密度为：1.0301（20℃/4℃）；

查表法（略）。

2. 脂肪的测定——盖勃（Gerber）氏法

向牛乳中掺水可使相对密度降低；脱脂后可使相对密度增高，如果将牛乳脱脂后再加水，其相对密度可在正常范围内。为了证实是否双掺假（脱脂又加水），可以通过脂肪含量测定加以判定。

（1）原理及意义　本方法是一种容量法，即用酸解的方法使脂肪分出成为一层，然后测定其体积。一般牛乳脂肪含量不应低于 3%。

在牛乳中加入一定浓度的硫酸，可破坏牛乳的胶质性，使牛乳中的酪蛋白钙盐变成可溶性的重硫酸酪蛋白化合物，并能减少脂肪球的附着力，同时还可增加液体相对密度，使脂肪更容易浮出。其反应式如下：

$$NH_2 \cdot R (COO)_6 Ca_3 + 3H_2SO_4 \rightarrow NH_2 \cdot R (COOH)_6 + 3CaSO_4$$

$$NH_2R \cdot (COOH)_6 + H_2SO_4 \rightarrow H_2SO_4 \cdot NH_2 \cdot R (COO)_6$$

加入异戊醇能使脂肪从蛋白质中游离出来，并能强烈地降低脂肪球的表面张力，从而促使其结合成为脂肪基团。异戊醇用量不需要很大，在硫酸溶液中部分转变为可溶于酸液内的硫酸酯。

$$H_2SO_4 + 2C_5H_{11} \cdot (OH) \rightarrow (C_5H_{11})_2SO_2 + 2H_2O$$

在操作过程中加热（65 ~ 70℃水浴），使脂肪能完全而又迅速分离。

（2）试剂

浓硫酸：相对密度（1.82 ~ 1.825）；异戊醇：透明无色或微黄色，相对密度 0.811 ~ 0.812（20℃），沸点 128 ~ 132℃。

（3）仪器　乳脂瓶（或称盖勃氏乳汁计）：颈部刻度为 8%，最小刻度值为 0.1%；吸管：11mL 牛乳吸管，10mL 刻度吸管；乳脂瓶架；恒温水浴。

（4）操作步骤　在乳脂瓶中先加入硫酸 10mL，再沿管壁小心加入鲜乳

11mL 使其混合，然后加异戊醇 1mL，塞上橡皮塞，用力摇动（瓶口向外向下），使成均匀棕色液体。瓶口向下静置数分钟后，置于 65℃ 水浴中 30min，取出（此时瓶口仍向下，水浴内的水面必须高于乳脂瓶的脂肪层），按照刻度读出脂肪的百分比。

（5）计算　消毒乳所测得的脂肪读数加上该读数乘以 6.89% 的和，即为盖勃氏法的脂肪读数。

例：读数上限为 4.8，下限为 2.0。

$$脂肪读数\% = (4.8 - 2.0) + (4.8 - 2.0) \times 6.89 = 22.092$$

（6）注意事项

① 浓硫酸相对密度必须在 1.82 ~ 1.825，硫酸的相对密度过高将使乳中有机物（包括脂肪）全部炭化；

② 加试剂时应严格按顺序操作，试剂不得沾污瓶口，否则不易塞紧橡皮塞而使液体溢出，使测定失败；

③ 脂肪读数时应在 65 ~ 70℃ 下进行，读数后迅速倒掉乳脂计内容物，否则会因脂肪凝固而难以清洗。

3. 牛乳酸度的测定

（1）原理及意义　牛乳酸度的测定是检验牛乳新鲜度的一项重要指标，以"°T"表示。牛乳酸度是指中和 100mL 牛乳中的酸所消耗 0.1mol/L NaOH 的体积（mL）。正常鲜乳的酸度为 16 ~ 18°T。牛乳不新鲜则酸度增高，主要是由于细菌分解乳糖产生乳酸所致。故酸度是反映牛乳新鲜度的一项重要指标。

（2）试剂及器材　0.1mol/L NaOH；1% 酚酞指示剂；250mL 或 150mL 锥形瓶；10mL 或 25mL 容量吸管；50mL 或 25mL 碱性滴定管。

（3）操作步骤　精确吸取混匀乳样 10mL（或 25mL）于锥形瓶中，加 2 倍体积（即 20mL 或 50mL）经煮沸冷却后的蒸馏水（去 CO_2 水）及酚酞指示剂 3 ~ 5 滴，混匀。用 0.1mol/L NaOH 溶液滴定至微红色在 1min 内不消失为止。记录此时所消耗的 0.1mol/L NaOH 的数值，所消耗的 0.1mol/L NaOH 的数值乘以 10（或 4）即为该乳的酸度；或代入下式计算其酸度。

（4）计算

$$酸度（°T）= \frac{消耗\ 0.1mol/L\ NaOH\ 的体积（mL）}{样品体积（mL）} \times 100$$

（5）评定：供消毒牛乳及加工淡炼乳的原料乳不得超过 18°T，供加工其他乳制品用乳不得超过 20°T。

（三）细菌检验

鲜乳的微生物学检验包括细菌总数测定、大肠菌群 MPN 测定和鲜乳中病原菌的检验。细菌总数反映鲜乳受微生物污染的程度；大肠菌群 MPN 说明鲜乳可能被肠道菌污染的情况；乳与乳制品绝不允许检出病原菌。以上细菌学检验项目请参见其他食品的细菌学检验，本训练项目介绍判断牛乳是否受到微生物污染的方法。

1. 样品的采集

（1）采样时要遵守无菌操作规程。

（2）瓶装鲜乳采取整瓶作样品，桶装的乳，先用灭菌搅拌器搅和均匀，然后用灭菌勺子采取样品。

（3）检验一般细菌时，采取样品 100mL，检验致病菌时，采样 200～300mL，倒入灭菌广口瓶至塞下部，立即盖上瓶塞，并迅速使之冷却至 6℃ 以下。

应在采样后 4h 内送检，样品中不准添加防腐剂。

2. 样品的处理

以无菌手续去掉瓶塞，瓶口经火焰消毒，手持无菌吸管吸取 25mL 检样，置于装有 225mL 灭菌生理盐水的三角烧瓶内，混匀备用。

3. 微生物检验

（1）美蓝还原试验　存在于乳中的微生物在生长繁殖过程中能分泌出还原酶，可使美蓝还原而退色，还原反应的速度与乳中的细菌数量有关。根据美蓝退色时间，可估计乳中含菌数的多少，从而评价乳的品质。

操作方法如下：无菌操作吸取被检乳 5mL，注入灭菌试管中，加入 0.25% 美蓝溶液 0.25mL，塞紧棉塞，混匀，置 37℃ 水浴中，每隔 10～15min 观察试管内容物退色情况。退色的时间越快说明污染越严重。

（2）刃天青试验　刃天青是氧化还原反应的指示剂，加入正常鲜乳中呈青蓝色或微带蓝紫色，如果乳中含有细菌并生长繁殖时，能使刃天青还原，并产生颜色改变。根据颜色从青蓝—红紫—粉红—白色的变化情况，可以判定鲜乳的品质优劣。

刃天青试验的反应速度比美蓝试验快，且为不可逆变色反应，适用于含菌数较高的乳类。

具体方法如下：

① 用 10mL 无菌吸管取被检乳样 10mL 于灭菌试管中，如为多个被检样品，每个检样需用 1 支 10mL 吸管，并将乳样编号；

② 用 1mL 无菌吸管取 0.005% 刃天青水溶液 1mL 加于被检试管中，立即塞紧无菌胶塞，将试管上下倒转 2～3 次，使之混匀；

③ 迅速将试管置于 37℃ 水浴箱内加热（松动胶塞，勿使过紧）；

④ 水浴20min 时进行首次观察，同时记录各试管内的颜色变化，去除变为白色的试管，其余试管继续水浴至 60min 为止。记录各试管颜色变化结果。根据各试管检样的变色程度及变色时间判定乳品质量，也可放在光电比色计中检视。详见表 3－3。

表 3－3　　　　　　　　刃天青试验颜色特征与乳品质量

编号	颜色特征		乳品质量	处　理
	20min	60min		
6	青蓝色	青蓝色	优	可作鲜乳（消毒乳）或制作炼乳用
5	青蓝色	微带青蓝色	良好	
4	蓝紫色	红紫色	好	
3	红紫色	淡红紫色	合格	光电比色读数在 3.5 及 1 者，可考虑做适当加工
2	淡红紫色	粉红色	差	
1	粉红色	淡粉红色或白色	劣	读数在 0.5 及 0 者，不得供食用
0	淡粉红色	白色	很劣	

三、分析与讨论

1. 乳的卫生学检验有哪些方法？

2. 向牛乳中加水及脱脂其相对密度各有什么变化？通过什么方法来判定是否为双掺假（脱脂又加水）？

3. 在牛乳的脂肪测定中为什么要加入一定量的硫酸和异戊醇？

4. 如何来判定牛乳的新鲜度？

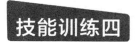 **技能训练四**　**食用油脂的卫生检验**

一、技能目标

1. 熟悉食用油脂的卫生标准（参考 GB 2716—2005）。

2. 了解酸价和过氧化值在油脂检验中的重要意义。

3. 掌握反映食用油脂酸败的指标及分析方法。

二、基本原理

食用油脂在长期保藏过程中，由于光照、金属离子、热、微生物和酶的作用会发生缓慢水解，产生游离脂肪酸。而食用油脂的质量与其中游离脂肪酸的含量有关，一般常用酸价和过氧化值作为衡量标准。酸价和过氧化值越小，说明食用油脂质量越好，新鲜度和精炼程度越好。

食用油脂中的游离脂肪酸用氢氧化钾标准溶液滴定，每克油脂消耗氢氧化钾的毫克数，称为酸价。过氧化值是指食用油脂在保存过程中产生的过氧化物，一是通过其与碘化钾作用，生成游离碘，以硫代硫酸钠溶液滴定，计算食用油脂的过氧化值；二是利用过氧化物将二价铁离子氧化成三价铁离子，而三价铁离子与硫氰酸盐反应生成的橙红色硫氰酸铁配合物在波长500nm波长处有吸收高峰，从而测量得出食用油脂中的过氧化值。

三、实验步骤

1. 酸价的测定

（1）试剂与仪器

① 乙醚－乙醇混合液：按乙醚－乙醇（2＋1）混合。用氢氧化钾溶液（3g/L）中和至酚酞指示剂呈中性；

② 氢氧化钾标准滴定溶液 $[c(KOH)＝0.05mol/L]$；

③ 酚酞指示剂：10g/L乙醇溶液；

④ 仪器：天平、锥形瓶（250mL）、碱式滴定管。

（2）操作方法：准确称取3.00~5.00g样本，置于锥形瓶中，加入50mL中性乙醚－乙醇混合液，振摇使油溶解，必要时可置于热水中，温热促其溶解。冷至室温，加入酚酞指示剂2~3滴，以氢氧化钾标准滴定溶液（0.050mol/L）滴定，至初现微红色，且0.5min内不退色为终点。

（3）结果计算：

$$X_1 = \frac{V_1 \times c_1 \times 56.11}{m_1}$$

式中　X_1——样品的酸价（以氢氧化钾计），mg/g；

　　　V_1——样品消耗氢氧化钾标准滴定溶液体积，mL；

　　　　c_1——氢氧化钾标准滴定的实际浓度，mol/L；

　　　　m_1——样品质量，g；

　　56.11——与 1.0mL 氢氧化钾标准滴定溶液 $[c(KOH) = 1.000mol/L]$
　　　　　　相当的氢氧化钾质量，g。

　　注：计算结果保留两位有效数字；在重复性条件下获得的两次独立测量结果的绝对差值不得超过算术平均值的 10%。

　　2. 过氧化值的测定（第一法　滴定法）

　　（1）试剂与仪器

　　① 饱和碘化钾溶液：称取 14g 碘化钾，加 10mL 水溶解，必要时微热使其溶解，冷却后贮于棕色瓶中；

　　② 三氯甲烷 - 冰乙酸混合液：量取 40mL 三氯甲烷，加 60mL 冰乙酸，混匀；

　　③ 硫代硫酸钠标准滴定溶液 $[c(Na_2S_2O_3) = 0.002mol/L]$；

　　④ 淀粉指示剂（10g/L）：称取可溶性淀粉 0.50g，加少许水，调成糊状，倒入 50mL 沸水中调匀，煮沸，临用时现配。

　　⑤ 仪器：天平、碘瓶（250mL）、碱式滴定管。

　　（2）操作方法：称取 2.00～3.00g 混匀（必要时过滤）的样品。置于 250mL 碘瓶中，加入 30mL 三氯甲烷 - 冰乙酸混合液，使样品完全溶解。加入 1.00mL 饱和碘化钾溶液，紧密塞好瓶盖，并轻轻振摇 0.5min，然后在暗处放置 3min。取出加 100mL 水，摇匀，立即用硫代硫酸钠标准滴定溶液（0.002mol/L）滴定，至淡黄色时，加 1mL 淀粉指示剂，继续滴定至蓝色消失为终点，取相同量三氯甲烷—冰乙酸混合液、碘化钾溶液、水，按同一方法，做试剂空白实验。

　　（3）结果计算：

$$X_2 = \frac{(V_2 - V_3) \times c_2 \times 0.1269}{m_2} \times 100$$

$$X_3 = X_2 \times 78.8$$

式中　X_2——样品的过氧化值，g/100g；

　　　　X_3——样品的过氧化值，meq/kg；

　　　　V_2——样品消耗硫代硫酸钠标准滴定溶液体积，mL；

　　　　V_3——试剂空白消耗硫代硫酸钠标准滴定溶液体积，mL；

　　　　c_2——硫代硫酸钠标准滴定溶液的浓度，mol/L；

　　　　m_2——样品质量，g；

　　0.1269——与 1.00mL 硫代硫酸钠标准滴定溶液 $[c(Na_2S_2O_3) = $

1.000mol/L〕相当的碘的质量，g;

78.8——换算因子。

注：计算结果保留两位有效数字；在重复性条件下获得的两次独立测量结果的绝对差值不得超过算术平均值的10%。

3. 过氧化值的测定（第二法　比色法）

（1）试剂与仪器

①盐酸溶液（10mol/L）：准确量取83.3mL浓盐酸，加水稀释至100mL，混匀。

②过氧化氢（30%）。

③三氯甲烷+甲醇（7+3）混合溶剂：量取70mL三氯甲烷和30mL甲醇混合。

④氯化亚铁溶液（3.5g/L）：准确称取0.35g氯化亚铁（$FeCl_2 \cdot 4H_2O$）于100mL棕色容量瓶中，加水溶解后，加2mL盐酸溶液（10mol/L），用水稀释至刻度（该溶液在10℃下冰箱内贮存可稳定1年以上）。

⑤硫氰酸钾溶液（300g/L）：称取30g硫氰酸钾，加水溶解至100mL（该溶液在10℃下冰箱内贮存可稳定1年以上）。

⑥铁标准储备溶液（1.0g/L）：称取0.1000g还原铁粉于100mL烧杯中，加10mL盐酸（10mol/L），0.5~1mL过氧化氢（30%）溶解后，于电炉上煮沸5min以除去过量的过氧化氢，冷却至室温后移入100mL容量瓶中，用水稀释至刻度，混匀，此溶液每毫升相当于1.0mg铁。

⑦铁标准使用溶液（0.01g/L）：用移液管吸取1.0mL铁标准储备溶液（1.0mg/mL）于100mL容量瓶中，加三氯甲烷+甲醇（7+3）混合溶剂稀释至刻度，混匀，此溶液每毫升相当于10.0μg铁。

⑧仪器：分光光度计、10mL具塞玻璃比色管。

（2）操作方法

① 试样溶液的制备：精密称取约0.01~1.0g试样（准确至刻度0.0001g）于10mL容量瓶内，加三氯甲烷十甲醇（7+3）混合溶剂溶解并稀释至刻度，混匀。

分别精密吸取铁标准使用溶液（10.0μg/mL）0mL、0.2mL、0.5mL、1.0mL、2.0mL、3.0mL、4.0mL（各自相当于铁浓度0μg、2.0μg、5.0μg、10.0μg、20.0μg、30.0μg、40.0μg）于干燥的10mL比色管中，用三氯甲烷+甲醇（7+3）混合溶剂稀释至刻度，混匀。加1滴（约0.05ml）硫氰酸钾溶液（300g/L），混匀。室温（10~35℃）下准确放置5min后，移入1cm比色

皿中，以三氯甲烷＋甲醇（7＋3）混合溶剂为参比，于波长500nm处测定吸光度，以标准各点吸光度减去零管吸光度后绘制标准曲线或计算直线回归方程。

②试样测定：精密吸取1.0mL试样溶液于干燥的10mL比色管内，加1滴（约0.05mL）氯化亚铁（3.5g/L）溶液，用三氯甲烷＋甲醇（7＋3）混合溶剂稀释至刻度，混匀。加1滴（约0.05mL）硫氰酸钾溶液（300g/L），混匀。室温（10～35℃）下准确放置5min后，移入1cm比色皿中，以三氯甲烷＋甲醇（7＋3）混合溶剂为参比，于波长500nm处测定吸光度。试样吸光度减去零管吸光度后与曲线比较或代入回归方程求得含量。

（3）结果计算：试样中过氧化值的含量按下式进行计算。

$$X = (m - m_0)/(m_2 \times V_1 / V_2 \times 55.84 \times 2)$$

式中　X——试样中过氧化值的含量，meq/kg；

　　　m_1——由标准曲线上查得试样中的铁的质量，μg；

　　　m_0——由标准曲线上查得零管铁的质量，μg；

　　　V_1——试样稀释总体积，mL；

　　　V_2——测定时取样体积，mL；

　　　m——试样质量，g；

　55.84——Fe的原子质量；

　　　2——换算因子。

注：计算结果保留两位有效数字；在重复性条件下获得的两次独立测量结果的绝对差值不得超过算术平均值的10%。

四、分析与讨论

1. 详述酸价和过氧化值可以作为衡量食用油脂酸败程度主要指标的原因。
2. 食用油脂中酸价和过氧化值的升高，会对食用者产生什么样的危害？
3. 在食用油脂的卫生检验中，还有哪些重要指标需要检测？
4. 方便面的酸价和过氧化值有何意义？如何检测？

技能训练五　食品中细菌总数的测定

一、技能目标

1. 了解食品中微生物的繁殖动态。
2. 掌握食品中菌落总数测定的基本原理和方法。
3. 能够判定食品被细菌污染的程度及卫生状况。

二、基本原理

微生物活体数量的测定方法，常用平板培养计数法。它是根据微生物在高度稀释条件下于固体培养基上形成的单个菌落是由一个单细胞繁殖而成，这一培养特征设计的计数方法，即一个菌落代表一个单细胞。根据待检样品的污染程度，做 10 倍递增系列稀释，制成均匀的系列稀释液，使样品中的微生物细胞分散开，使之呈单个细胞存在（否则一个菌落就不只是代表一个细胞），选择其中 2～3 个样品匀液，使至少一个稀释度的接种培养皿经恒温培育后，由单个细胞生长繁殖形成菌落，统计菌落数，即可换算出每 g（或 mL）样品中的活菌数量。

三、实验器材

培养皿（ϕ90mm）、无菌锥形瓶（容量为 250mL 和 500mL）、1mL 无菌吸管（具 0.01mL 刻度）或微量移液器及吸头、10mL 无菌吸管（具 0.1mL 刻度）或微量移液器及吸头、无菌试管、灭菌锅、恒温培养箱、恒温水浴锅、天平、酒精灯、超净工作台、旋转式摇床（或均质器）、放大镜或/和菌落计数器、培养基及试剂。

本实验所需的培养基及试剂配制方法如下：

1. 平板计数琼脂（Plate Count Agar，PCA）培养基

胰蛋白胨	5.0g	琼脂	15.0g
酵母浸膏	2.5g	蒸馏水	1000mL
葡萄糖	1.0g	pH	7.0±0.2

将上述成分加于蒸馏水中，煮沸溶解，调节 pH，分装锥形瓶中，121℃高压灭菌 15min。

2. 无菌生理盐水

称取 8.5g 氯化钠溶解于1000mL 蒸馏水中，121℃高压灭菌15min。

四、操作步骤

1. 样品的制备

固体和半固体样品：称取25g 固体样品置于盛有225mL 无菌生理盐水的无菌锥形瓶中（内装数粒无菌玻璃珠），在旋转式摇床上以 200r/min 充分振荡 30min，即制成样品匀液；如果实验室条件许可，也可使用无菌均质杯以 8000～10000r/min 均质 1～2min 或者使用无菌均质袋，使用拍击式均质器拍打 1～2min，均能制得样品匀液。

液体样品：以无菌吸管吸取25mL 样品置于盛有225mL 无菌生理盐水的无菌锥形瓶中（内装数粒无菌玻璃珠），充分混匀即可。

2. 样品的稀释

（1）将上述处理好的样品制成1:10 的样品匀液，即 10^{-1} 稀释液，待用；

（2）用 1mL 无菌吸管或微量移液器吸取1:10 样品匀液 1mL（吸取前需要摇匀），缓慢加入盛有9mL 无菌生理盐水的无菌试管中（注意吸管或吸头尖端不能触及稀释液面），振摇试管或换用 1 支无菌吸管反复吹打使其混合均匀，制成1:100 的样品稀释匀液。

（3）按照上述操作程序，制备 10 倍系列样品稀释液，每递增稀释一次，换用一次 1mL 无菌吸管或吸头。

（4）根据对样品污染程度的估计，选择 3～4 个适宜稀释度的样品匀液（比如 10^{-6}，10^{-7}，10^{-8}，10^{-9} 稀释液；液体样品可包括原液）。

3. 平板接种与培养

用 1mL 无菌吸管或微量移液器分别吸取不同稀释度的菌悬液 1mL 于一个无菌培养皿中（每个稀释度做三个重复），再在培养皿中分别倒入 15～20mL 已溶化并冷却至46℃的培养基［可放置于（46±1）℃恒温水浴箱中保温］，盖好平皿盖子，趁热轻轻转动培养皿，使菌液与培养基充分混合均匀，冷凝后在恒温培养箱中倒置培养（48±2）h，培养温度为（36±1）℃［水产品为(30±1)℃培养（72±3）h］。同时以无菌生理盐水作空白对照。

注：比如1000亿CFU样品稀释梯度可选择为：10^{-8}，10^{-9}，10^{-10}。

4. 菌落计数

可用肉眼观察，必要时借用放大镜或菌落计数器，以防遗漏。记录稀释倍数和相应的菌落数量。菌落计数以菌落形成单位（colony – forming units，CFU）表示。

（1）选取菌落数在30～300CFU，无蔓延菌落生长的平板计数菌落总数。低于30CFU的平板记录具体菌落数，大于300CFU的可记录为多不可计。每个稀释度的菌落数应采用三个平行平板的平均数。

（2）其中一个平板有较大片状菌落生长时，则不宜采用，而应以无片状菌落生长的平板作为该稀释度的菌落数；若片状菌落不到平板的一半，而其余一半菌落分布又很均匀时，可计算半个平板后乘以2，代表一个平板菌落数。

（3）当平板上出现菌落间无明显界线的链状生长时，将每条单链作为一个菌落计数。

（4）若空白对照上有菌落生长，则此次检测结果无效，需重新测定。

五、实验报告

将实验结果记录于表3－4中。

表3－4　　　　　　　样品活菌数量测定结果数据记录

样品	菌落数/个	活菌数/（cfu/g 或 cfu/mL）
平行1		
平行2		
平行3		
平均		

（1）若只有一个稀释度的菌落数在适宜计数范围之间时，计算三个平板的平均值，再乘以相应稀释倍数，作为每1g（或 mL）样品中菌落总数结果。

（2）若有两个连续稀释度的平板菌落数在适宜计数范围之间，则按下述公式计算：

$$N = \sum C / (n_1 + 0.1n_2)d$$

式中 N——样品中菌落数；

$\sum C$——平板（含适宜范围菌落数的平板）菌落数之和；

n_1——第一个适宜稀释度（低稀释倍数）平板个数；

n_2——第二个适宜稀释度（高稀释倍数）平板个数；

d——稀释因子（第一稀释度）。

（3）若所有稀释度的平板上菌落数均大于300CFU时，则对稀释度最高的平板进行计数，其他平板可记录为多不可计，结果按平均菌落数乘以最高稀释倍数计算。

（4）若所有稀释度的平板上菌落数均小于30CFU时，则按稀释度最低的平均菌落数乘以稀释倍数计算。

（5）若所有稀释度（包括液体样品原液）平板均无菌落生长，则以小于1乘以最低稀释倍数计算。

（6）若所有稀释度的平板上菌落均不在30～300CFU，但其中一部分离30CFU或300CFU较近时，可以最接近30CFU或300CFU的平均菌落数乘以稀释倍数计算。

（7）若所有稀释度的平板上菌落数都离30～300CFU较远时，建议选择适合的稀释倍数重新测定。

注意事项：检测过程中尽量避免环境杂菌干扰，操作人员要用70%的酒精擦拭手和桌子。

六、分析与讨论

1. 食品中检出的菌落数是否代表该食品上污染的所有细菌数？为什么？

2. 为什么菌落总数测定用的营养琼脂培养基在使用前要保持在（46±1）℃的温度？

3. 为使平板菌落计数准确需要掌握哪几个关键？并说明理由。

4. 你是否能够根据食品的被污染的程度及卫生状况判断其存用期的长短？

技能训练六　食品中大肠菌群的检验

一、技能目标

1. 了解大肠菌群在食品卫生检验中的意义。
2. 熟练掌握大肠菌群的检验方法。
3. 能够将检验技术应用于控制食品卫生状况的实践中。

二、基本原理

大肠菌群系指一群能发酵乳糖，产酸产气，需氧和兼性厌氧的革兰氏阴性无芽孢杆菌。该菌主要来源于人畜粪便，故以此作为粪便污染指标来评价食品的卫生质量，具有广泛的卫生学意义。它反映了食品是否被粪便污染，同时间接地指出食品是否有被肠道致病菌污染的可能性。

食品中大肠菌群的检验主要有两种方式，一是利用其菌群能够使乳糖发酵的特性，通过观察发酵结果，以每1g（或 mL）检样内大肠菌群最近似数（the most probable number，简称 MPN）表示其数量；二是通过平板培养、菌落计数，经验证试验后，使用公式计算得到。

三、实验器材

恒温培养箱、恒温水浴锅、天平、均质器或乳钵、无菌锥形瓶（500mL）、无菌吸管（1mL，具0.01mL 刻度）或微量移液器及吸头、无菌吸管（10mL，具0.1mL 刻度）或微量移液器及吸头、培养皿（φ90mm）、试管、发酵管、接种环、培养基及试剂。

本实验所需的培养基及试剂配制方法如下：

1. 月桂基硫酸盐胰蛋白胨（Lauryl Sulfate Tryptose，LST）肉汤

胰蛋白胨或胰酪胨	20.0g	磷酸二氢钾	2.75g
氯化钠	5.0g	月桂基硫酸钠	0.1g
乳糖	5.0g	蒸馏水	1000mL
磷酸氢二钾	2.75g	pH	6.8 ±0.2

将上述成分溶解于蒸馏水中，调节 pH，分装到装有发酵管的试管中，每管 10mL，121℃ 高压灭菌 15min。

2. 煌绿乳糖胆盐（Brilliant Green Lactose Bile，BGLB）肉汤

蛋白胨	10.0g	0.1%煌绿水溶液	13.3mL
乳糖	10.0g	蒸馏水	800mL
牛胆粉溶液	200mL	pH	7.2 ±0.1

将蛋白胨、乳糖溶解于约 500mL 蒸馏水中，加入牛胆粉溶液 200mL（将 20.0g 脱水牛胆粉溶于 200mL 蒸馏水中，调节 pH 至 7.0 ~ 7.5），用蒸馏水稀释到 975mL，调节 pH，再加入 0.1% 煌绿水溶液 13.3mL，用蒸馏水补足到 1000mL，用棉花过滤后，分装到装有发酵管的试管中，每管 10mL，121℃ 高压灭菌 15min。

3. 结晶紫中性红胆盐琼脂（Violet Red Bile Agar，VRBA）

蛋白胨	7.0g	中性红	0.03g
酵母浸膏	3.0g	结晶紫	0.002g
乳糖	10.0g	琼脂	15 ~ 18g
氯化钠	5.0g	蒸馏水	1000mL
胆盐或 3 号胆盐	1.5g	pH	7.4 ±0.1

将上述成分溶于蒸馏水中，静置几分钟，充分搅拌，调节 pH。煮沸 2min，将培养基冷却至 45 ~ 50℃ 倾注平板。使用前临时制备，不得超过 3h。

4. 无菌生理盐水

称取 8.5g 氯化钠溶解于 1000mL 蒸馏水中，121℃ 高压灭菌 15min。

5. 无菌 1mol/L 氢氧化钠

称取 40g 氢氧化钠溶解于 1000mL 蒸馏水中，121℃ 高压灭菌 15min。

6. 无菌 1mol/L 盐酸

移取浓盐酸 90mL，用蒸馏水稀释至 1000mL，121℃ 高压灭菌 15min。

四、操作步骤

(一) 大肠菌群 MPN 计数法

1. 样品的制备及稀释

(1) 以无菌操作将样品 25g (或 25mL) 放于含有 225mL 无菌生理盐水的灭菌锥形瓶内 (瓶内预置适当数量的玻璃珠) 或灭菌乳钵内,经充分振摇或研磨做成 1:10 的均匀稀释液。固体检样最好用无菌均质器,以 8000~10000r/min 的速度处理 1~2min,做成 1:10 的稀释液。样品匀液的 pH 应为 6.5~7.5,必要时分别用 1mol/L 氢氧化钠或 1mol/L 盐酸调节。

(2) 用 1mL 灭菌吸管或微量移液器吸取 1:10 稀释液 1mL,注入含有 9mL 无菌生理盐水的无菌试管内 (注意吸管或吸头尖端不能触及稀释液面),振摇或换用 1 支无菌吸管反复吹打使其混合均匀,做成 1:100 的稀释液。

(3) 根据食品卫生要求或对检验样品污染情况的估计,按照上述操作,依次制成 10 倍递增系列稀释样品匀液,可接种三个浓度,每递增稀释一次,换用一只无菌吸管或吸头,全程不宜超过 15min。也可直接用样品接种。

2. 乳糖初发酵试验

乳糖初发酵试验即通常所说的假定试验,其目的在于检查样品中有无发酵乳糖产生气体的细菌。

将待校样品选择三个适宜连续浓度接种于月桂基硫酸盐胰蛋白胨 (LST) 肉汤管内 (液体样品也可直接用样品接种),接种量在 1mL 以上者,用双料 LST 肉汤,1mL 及 1mL 以下者,用单料 LST 肉汤。每一个稀释度接种 3 管,置 (36±1)℃培养箱内,培养 (24±2) h,观察倒管内是否有气泡产生,如有产生则进行复发酵试验,如未产气则继续培养至 (48±2) h,产气者进行复发酵试验。未产气者则可报告为大肠菌群阴性。

3. 乳糖复发酵试验

即通常所说的证实试验,其目的在于证明从乳糖初发酵试验呈阳性反应的试管内分离的革兰氏阴性无芽孢杆菌,确能发酵乳糖产生气体。

从上述的产气的 LST 肉汤管中分别取培养物 1 环,移种于煌绿乳糖胆盐 (BGLB) 肉汤管中,置 (36±1)℃的温箱内培养 (48±2) h,观察产气情况。

凡产气者,即报告为大肠杆菌阳性。

4. 实验报告

根据证实为大肠菌群阳性的管数,查 MPN 检索表 (见表 3-5),报告每 g

（mL）食品中大肠菌群的 MPN 值。

表 3-5   MPN 检索表

阳性管数			MPN	95% 可信限	
0.1mL（g）	0.01mL（g）	0.001mL（g）		下限	上限
0	0	0	<3.0	—	9.5
0	0	1	3.0	0.15	9.6
0	1	0	3.0	0.15	11
0	1	1	6.1	1.2	18
0	2	0	6.2	1.2	18
0	3	0	9.4	3.6	38
1	0	0	3.6	0.17	18
1	0	1	7.2	1.3	18
1	0	2	11	3.6	38
1	1	0	7.4	1.3	20
1	1	1	11	3.6	38
1	2	0	11	3.6	42
1	2	1	15	4.5	42
1	3	0	16	4.5	42
2	0	0	9.2	1.4	38
2	0	1	14	3.6	42
2	0	2	20	4.5	42
2	1	0	15	3.7	42
2	1	1	20	4.5	42
2	1	2	27	8.7	94
2	2	0	21	4.5	42
2	2	1	28	8.7	94
2	2	2	35	8.7	94
2	3	0	29	8.7	94
2	3	1	36	8.7	94
3	0	0	23	4.6	94
3	0	1	38	8.7	110
3	0	2	64	17	180

续表

阳性管数			MPN	95% 可信限	
0.1mL（g）	0.01mL（g）	0.001mL（g）		下限	上限
3	1	0	43	9	180
3	1	1	75	17	200
3	1	2	120	37	420
3	1	3	160	40	420
3	2	0	93	18	420
3	2	1	150	37	420
3	2	2	210	40	430
3	2	3	290	90	1, 000
3	3	0	240	42	1, 000
3	3	1	460	90	2, 000
3	3	2	1100	180	4, 100
3	3	3	>1100	420	—

注：1. 本表采用 3 个稀释度 [0.1g（mL）、0.01g（mL）和 0.001g（mL）]，每个稀释度接种 3 管。

2. 表内所列检样量如改用 1g（mL）、0.1g（mL）和 0.01g（mL）时，表内数字应相应降低 10 倍；如改用 0.01g（mL）、0.001g（mL）和 0.0001g（mL）时，则表内数字应相应增 10 倍，其余类推。

（二）大肠菌群平板计数法

1. 样品的制备及稀释

方法同（一）大肠菌群 MPN 计数法。

2. 平板接种及培养

①选取 2~3 个适宜的连续稀释度，每个稀释度接种 2 个无菌培养皿，每皿 1mL。同时取 1mL 生理盐水加入无菌培养皿作空白对照。

②及时将 15~20mL 冷至 46℃ 的结晶紫中性红胆盐琼脂（VRBA）倾注于每个培养皿中。小心旋转平皿，将培养基与样液充分混匀，待琼脂凝固后，再加 3~4mL 结晶紫中性红胆盐琼脂（VRBA）覆盖平板表层。翻转平皿，置于（36±1）℃ 的温箱内培养 18~24h。

3. 平板菌落数的选择

选取菌落数在 15~150CFU 的平板，分别计数平板上出现的典型和可疑大肠菌群菌落。典型菌落为紫红色，菌落周围有红色的胆盐沉淀环，菌落直径为

0.5mm 或更大。

　　4. 证实试验

　　从结晶紫中性红胆盐琼脂（VRBA）平板上挑取 10 个不同类型的典型和可疑菌落，分别移种于煌绿乳糖胆盐（BGLB）肉汤管中，置于培养箱内，(36 ± 1) ℃培养 24～48h，观察倒管内是否有气泡。凡产气者，即可报告为大肠菌群阳性。

　　5. 实验报告

　　经最后证实为大肠菌群阳性的试管比例乘以上述平板菌落数的选择中计数的平板菌落数，再乘以稀释倍数，即为每 g（mL）样品中大肠菌群数。

　　例：10^{-4} 样品稀释液 1mL，在 VRBA 平板上有 100 个典型和可疑菌落，挑取其中 10 个接种 BGLB 肉汤管，证实有 6 个阳性管，则该样品的大肠菌群数为：$100 \times 6/10 \times 10^4/g$（mL）$= 6.0 \times 10^5$ cfu/g（mL）。

五、分析与讨论

　　1. 什么是大肠菌群？大肠菌群由哪些微生物组成？
　　2. 测定食品的大肠菌群数有什么意义？
　　3. 大肠菌群具有哪些生物学特性？
　　4. 在大肠菌群数的检验中，要注意哪些事项？

技能训练七　苯甲酸及苯甲酸钠的测定

方法一：气相色谱法

一、技能目标

　　1. 熟悉掌握食品中苯甲酸（钠）气相色谱法测定的原理及方法。
　　2. 了解各种食品中苯甲酸（钠）的限量标准。

二、基本原理

样品酸化后，用乙醚提取苯甲酸，用附氢火焰离子化检测器的气相色谱仪进行分离测定，以保留时间定性，峰高或峰面积与标准系列比较定量。

三、实验器材

1. 试剂

（1）乙醚：不含过氧化物。

（2）石油醚：沸程 30~60℃。

（3）盐酸：（1:1）。

（4）无水硫酸钠。

（5）40g/L 氯化钠酸性溶液：于 40g/L 氯化钠溶液中加少量盐酸（1:1）酸化。

（6）苯甲酸标准溶液：准确称取苯甲酸 0.2000g，置于 100mL 容量瓶中，用石油醚－乙醚（3:1）混合溶剂溶解并稀释至刻度（此溶液每 1mL 相当于 2.0mg 苯甲酸）。

（7）苯甲酸标准使用液：吸取适量的苯甲酸标准溶液，以石油醚－乙醚（3:1）混合试剂稀释至每 1mL 相当于 50μg，100μg，150μg，200μg，250μg 苯甲酸。

2. 仪器

气相色谱仪，具有氢火焰离子化检测器。

四、操作步骤

1. 样品提取

称取 2.50g 预先混合均匀的样品，置于 25mL 具塞量筒中，加 0.5mL 盐酸（1:1）酸化，用 15mL，10mL 乙醚提取两次，每次振摇 1min，静置分层后将上层乙醚提取液吸入另一个 25mL 具塞量筒中，合并乙醚提取液。用 3mL 氯化钠酸性溶液（40g/L）洗涤两次，静置 15min，用滴管将乙醚层通过无水硫酸钠滤入 25mL 容量瓶中，用乙醚洗量筒及硫酸钠层，洗液并入容量瓶。加乙醚至刻度，混匀。准确吸取 5mL 乙醚提取液于 5mL 具塞刻度试管中，置 40℃水浴上挥干，加入 2mL 石油醚 – 乙醚（3∶1）混合溶剂溶解残渣，备用。

2. 色谱参考条件

色谱柱：玻璃柱，内径 3mm，长 2m，内装涂以 5% DEGS + 1% H_3PO_4 固定液的 60 ~ 80 目 Chromosorb W AW。

气流速度：载气为氮气，50mL/min（氮气和空气、氢气之比按各仪器型号不同选择各自的最佳比例条件）。

温度：进样口 230℃，检测器 230℃，柱温 170℃。

3. 测定

进样 2μL 标准系列中各浓度标准使用液于气相色谱仪中，可测得不同浓度苯甲酸的高峰，以浓度为横坐标，相应的峰高值为纵坐标，绘制标准曲线。同时进样 2μL 样品溶液，测得高峰与标准曲线比较定量。

4. 结果计算

$$X = \frac{m_1 \times 1000}{m_2 \times \dfrac{5}{25} \times \dfrac{V_2}{V_1} \times 1000}$$

式中　X——样品中苯甲酸的含量，g/kg；

m_1——测定用样品液中苯甲酸的质量，μg；

V_1——加入石油醚 – 乙醚（3∶1）混合溶剂的体积，mL；

V_2——测定时进样的体积，μL；

m_2——样品的质量，g；

5——测定时乙醚提取液的体积，mL；

25——样品乙醚提取液的总体积，mL。

若测定苯甲酸钠的含量，可将上述苯甲酸的含量乘以 1.18。

五、注意事项

（1）气相色谱法最低检出量为 1μg，用于色谱分析的样品为 1g 时，最低检出浓度为 1mg/kg。

（2）本方法回收率山梨酸为 81% ~ 98%，相对标准偏差 2.4% ~ 8.5%；苯甲酸回收率为 92% ~ 102%，相对标准偏差为 0.7% ~ 9.9%。

（3）通过无水硫酸钠过滤后的乙醚提取液应达到去除水分的目的，否则 5mL 乙醚提取液在 40℃ 挥去乙醚后仍残留水分会影响测定结果。当出现残留水分挥干析出少量白色氯化钠时，应搅松残留的无机盐后加入石油醚 – 乙醚（3∶1）振摇，取上清液进样，否则氯化钠覆盖了苯甲酸、山梨酸会使测定结果偏低。

六、分析与讨论

1. 苯甲酸、山梨酸通常作为什么食品的防腐剂?
2. 气相色谱法测定苯甲酸、山梨酸过程中应注意什么问题?

方法二：高效液相色谱法

一、技能目标

1. 掌握采用高效液相色谱法测定食品中苯甲酸（钠）的原理及方法。
2. 学习物质分离的条件选择。
3. 学习物质的定性和定量分析方法。

二、基本原理

试样加热除去二氧化碳和乙醇，调节 pH 至近中性，过滤后进高效液相色谱仪，经反相色谱分离后，与标准比较，根据保留时间和峰面积进行定性和定量。

三、实验器材

1. 试剂
（1）甲醇：经 $0.5\mu m$ 滤膜过滤。
（2）氨水：1:1。
（3）$0.02mol/L$ 乙酸铵溶液：称取 1.54g 乙酸铵，加水至 1000mL 溶解，经 $0.45\mu m$ 滤膜过滤；
（4）20g/L 碳酸氢钠溶液。
（5）苯甲酸标准贮备溶液：准确称取苯甲酸 0.1000g，加碳酸氢钠溶液（20g/L）5mL，加热溶解，移入 100mL 容量瓶中，加水定容至刻度，苯甲酸含量为 1mg/mL，作为贮备溶液。
（6）苯甲酸标准使用液：吸取苯甲酸标准贮备溶液 10.0mL，放入 100mL

容量瓶中，加水至刻度，经 0.45μm 滤膜过滤，该溶液每 1mL 相当于 0.10mg 的苯甲酸。

2. 仪器

高效液相色谱仪（带紫外检测器）。

四、操作步骤

1. 试样处理

（1）汽水：称取 5.00～10.0g 试样，放入小烧杯中，微温搅拌除去二氧化碳，用氨水（1:1）调节 pH 约 7。加水定容至 10～20mL，经 0.45μm 滤膜过滤。

（2）果汁类：称取 5.00～10.0g 试样，用氨水（1:1）调 pH 约 7，加水定容至适当的体积，离心沉淀，上清液经 0.45μm 滤膜过滤。

（3）配制酒类：称取 10.0g 试样，放入小烧杯中，水浴加热除去乙醇，用氨水（1:1）调 pH 约 7，加水定容至适当体积，经 0.45μm 滤膜过滤。

2. 高效液相色谱参考条件

色谱柱：YWG － C_{18} 4.6mm×250mm，10μm 不锈钢柱或其他型号 C_{18} 柱。

流动相：甲醇 + 乙酸铵溶液（0.02mol/L）（5:95）。

流速：1mL/min。

进样量：10μL。

检测器：波长 230nm，灵敏度 0.2AUFS。

3. 测定

根据保留时间定性，外标峰面积法定量。

4. 结果计算

$$X = \frac{m' \times 1000}{m \times \frac{V_2}{V_1} \times 1000}$$

式中　X——样品中苯甲酸的含量，g/kg；

　　　m'——进样体积中苯甲酸的质量，mg；

　　　V_1——试样稀释液总体积，mL；

　　　V_2——测定时进样的体积，mL；

　　　m——试样质量，g。

若测定苯甲酸钠的含量，可将上述苯甲酸的含量乘以 1.18。

五、注意事项

（1）本方法是 GB/T 5009. 29—2003 食品中山梨酸、苯甲酸的测定中第二方法，可同时测定食品中的糖精钠。

（2）为获得良好的结果，标准和样品的进样量要严格保持一致。

六、分析与讨论

1. 流动相不同比例的改变对分离结果有什么影响？为什么？

2. 实验之前流动相应如何处理？为什么？

3. 根据苯甲酸的结构式，苯甲酸能用离子色谱法分析吗？为什么？

方法三：滴定法测定苯甲酸（钠）

一、技能目标

1. 掌握滴定法测定苯甲酸（钠）的原理及方法。

2. 了解滴定法测定苯甲酸（钠）的优缺点及使用该方法的条件。

二、基本原理

于试样中加入饱和氯化钠溶液，在碱性条件下进行萃取，分离出蛋白质、脂肪等，然后酸化，用乙醚提取试样中的苯甲酸，再将乙醚蒸去，溶于中性醚醇混合液中，最后以标准碱液滴定。

三、实验器材

1. 试剂

（1）纯乙醚：置乙醚于蒸馏瓶中，在水浴上蒸馏，收取35℃部分的馏液。

（2）盐酸（6mol/L）。

（3）氢氧化钠溶液（100g/L）：准确称取氢氧化钠100g于小烧杯中，先用少量蒸馏水溶解，再转移至1000mL容量瓶中，定容至刻度。

（4）氯化钠饱和溶液。

（5）纯氯化钠。

（6）95%中性乙醇：于95%乙醇中加入数滴酚酞指示剂，以氢氧化钠溶液中和至微红色。

（7）中性醇醚混合液：将乙醚与乙醇按1∶1体积等量混合，以酚酞为指示剂，用氢氧化钠中和至微红色。

（8）酚酞指示剂（1%乙醇溶液）：溶解1g酚酞于100mL中性乙醇中。

（9）氢氧化钠标准溶液（0.05mol/L）：称取纯氢氧化钠约3g，加入少量蒸馏水溶去表面部分，弃去这部分溶液，随即将剩余的氢氧化钠（约2g）用经过煮沸后冷却的蒸馏水溶解并稀释至1000mL，按下法标定其浓度。

氢氧化钠标准溶液的标定：将分析纯邻苯二甲酸氢钾于120℃烘箱中烘约1h至恒重。冷却25min，称取0.4g（精确至0.0001g）于锥形瓶中，加入50mL蒸馏水溶解后，加2滴酚酞指示剂，用上述氢氧化钠标溶液滴定至微红色1min不退色为止。按下式计算氢氧化钠溶液的浓度：

$$c = \frac{m \times 1000}{V \times 204.2}$$

式中　c——氢氧化钠溶液的浓度，mol/L；

　　　m——邻苯二甲酸氢钾质量，g；

　　　V——滴定时使用的氢氧化钠溶液的体积，mL；

　204.2——邻苯二甲酸氢钾的摩尔质量，g/mol。

2. 仪器

碱式滴定管，300mL烧杯，250mL容量瓶，500mL分液漏斗，水浴箱，吹风机，分析天平，锥形瓶。

四、操作步骤

1. 试样处理

（1）固体或半固体样品　称取经粉碎的样品100g置500mL容量瓶中，加入300mL蒸馏水，加入分析纯氯化钠至不溶解为止（使其饱和），然后用100g/L氢氧化钠溶液使其成碱性（石蕊试纸试验），摇匀，再加饱和氯化钠溶液至刻度，放置2h（要不断振摇），过滤，弃去最初10mL滤液，收集滤液供测定用。

（2）含酒精的样品　吸取250mL样品，加入100g/L氢氧化钠溶液使其成碱性，置水浴上蒸发至约100mL时，移入250mL容量瓶中，加入氯化钠30g，振摇使其溶解，再加氯化钠饱和溶液至刻度，摇匀，放置 2h（要不断振摇），过滤，取滤液供测定用。

（3）含脂肪较多的样品 经上述方法制备后，于滤液中加入氢氧化钠溶液使成碱性，加入 20～50mL 乙醚提取，振摇 3min，静置分层，溶液供测定用。

2. 提取

吸取以上制备的样品滤液 100mL，移入 250mL 分液漏斗中，加 6mol/L 盐酸至酸性（石蕊试纸试验）。再加 3mL 盐酸（6mol/L），然后依次用 40mL、30mL、30mL 纯乙醚，用旋转方法小心提取。每次摇动不少于 5min。待静置分层后，将提取液移至另一个 250mL 分液漏斗中（3 次提取的乙醚层均放大这一分液漏斗中）。用蒸馏水洗涤乙醚提取液，每次 10mL，直至最后的洗液不呈酸性（石蕊试纸试验）为止。

将此乙醚提取液置于锥形瓶中，于 40～45℃ 水浴上回收乙醚。待乙醚只剩下少量时，停止回收，以风扇吹干剩余的乙醚。

3. 滴定

于提取液中加入 30mL 中性醇醚混合液，10mL 蒸馏水，酚酞指示剂 3 滴，以 0.05mol/L 氢氧化钠标准溶液滴至微红色为止。

4. 结果计算

$$X_1 = \frac{V \times c \times 144.1 \times 2.5}{m \times 1000}$$

$$X_2 = \frac{V \times c \times 122.1 \times 2.5}{m \times 1000}$$

式中 X_1——样品中苯甲酸钠的含量，mg/kg；

$\quad\quad X_2$——样品中苯甲酸的含量，mg/kg；

$\quad\quad V$——滴定时所消耗氢氧化钠标准溶液的体积，mL；

$\quad\quad c$——氢氧化钠标准溶液的浓度，mol/L；

$\quad\quad m$——样品的质量，g；

144.1——苯甲酸钠的摩尔质量，g/mol；

122.1——苯甲酸的摩尔质量，g/mol。

五、注意事项

（1）样品预处理时用氯化钠饱和溶液其作用是除去蛋白质及其水解产物，及降低苯甲酸钠的溶解度，以减少在提取及水洗过程中的损失；

（2）采用此方法测定苯甲酸及其盐类最大缺点是：样品中有其他有机酸时，乙醚萃取时易带过来，所以此法测定误差较大；

（3）本法适用于样品中苯甲酸含量为 0.1% 以上的分析。

六、分析与讨论

1. 本实验有何测定意义？
2. 实验中应注意哪些问题，影响实验结果的因素有哪些？

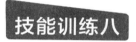 **山梨酸及山梨酸钾的测定**

一、技能目标

1. 了解山梨酸（钾）的性质及常用的测定方法。
2. 掌握分光光度法测定山梨酸（钾）的方法及原理。

二、基本原理

样品经氯仿（三氯甲烷）提取后，再加入碳酸氢钠，使山梨酸形成山梨酸钠而溶于水溶液中。纯净的山梨酸钠水溶液在 254nm 处有最大吸收，经紫外分光光度计测定其吸光度后即可测得其含量。

三、实验器材

1. 试剂

（1）三氯甲烷：以三氯甲烷体积 50% 的碳酸氢钠（0.5mol/L）提取 2 次，而后以无水硫酸钠干燥，过滤备用。

（2）0.5mol/L 碳酸氢钠：称取 21g 碳酸氢钠于小烧杯中，加少量蒸馏水溶解，移至 500mL 容量瓶中加水定容至刻度。

（3）0.3mol/L 碳酸氢钠。

（4）山梨酸标准溶液：准确称取 250mg 山梨酸，用 0.3mol/L 的碳酸氢钠定容至 250mL。

（5）山梨酸标准使用液：准确吸取山梨酸标准溶液 25.00mL，用 0.3mol/L 的碳酸氢钠定容至 250mL，即为 100μg/mL 的标准使用液。

2. 仪器

紫外分光光度计；组织捣碎机。

四、操作步骤

1. 样品的处理

称取 50.0g 样品，加 450mL 蒸馏水于组织捣碎机中，粉碎 5min，使成匀浆。称取 10.0g 此匀浆于 50mL 容量瓶中，并以水定容。移取 10mL 此溶液于 250mL 分液漏斗中，用 100mL 氯仿提取 1min。静置分层。将氯仿层分至 125mL 锥形瓶中，加入 5g 无水硫酸钠，振荡后静置。

2. 标准曲线的绘制

分别吸取山梨酸标准使用液 0.0mL、1.0mL、2.0mL、3.0mL、4.0mL、5.0mL 于 100mL 容量瓶中，用 0.3mol/L 碳酸氢钠定容（分别相当于 0.0μg、1.0μg、2.0μg、3.0μg、4.0μg、5.0μg/mL 的山梨酸）。于紫外分光计中 254nm 处测定吸光度，以浓度为横坐标，以吸光度为纵坐标绘制标准曲线。

3. 样品的测定

移取样品氯仿提取液 50mL 于 125mL 分液漏斗中，用 25mL 碳酸氢钠（0.3mol/L）提取 1min。静置分层后，小心弃去氯仿层。将碳酸氢钠提取液于紫外分光计中 254nm 处测定吸光度。从标准曲线上查出相应的山梨酸含量。

4. 结果计算

$$X = \frac{\rho \times \dfrac{V_1}{V_3}}{m \times V_2}$$

式中 X——山梨酸的含量，g/kg；

ρ——试液中山梨酸的含量，mg/mL；

V_1——试样碳酸氢钠提取液总量，mL；

V_2——吸取试样氯仿提取液体积，mL；

V_3——试样氯仿提取液总体积，mL；

m——用于测定的试样水提取液相当于样品的质量，g。

五、注意事项

（1）由于食品中防腐剂山梨酸用量很少，一般在千分之一左右，同时食品中其他成分的存在对其测定也可能产生干扰，因此，需要预先将山梨酸与其他成分分离后进行测定。常用的从食品中分离山梨酸的方法有蒸馏法和溶剂萃取法，本实验采用溶剂萃取法。

（2）山梨酸（钾）的测定方法有气相色谱法、高效液相色谱法、分光光度法等。其中气相色谱法、高效液相色谱法测定山梨酸（钾），其原理、样品制备、所用试剂、仪器及操作都与苯甲酸的测定完全相同，只是将苯甲酸的标准贮备液及标准使用液换为山梨酸（钾）。

六、分析与讨论

1. 本实验中哪些因素影响测定结果？
2. 制作标准曲线时，为什么用碳酸氢钠定容山梨酸？

技能训练九　　食品中汞含量的测定

一、技能目标

1. 了解原子荧光光谱仪（见图 3 - 7）的工作原理，学会使用其测定食品中的汞含量。
2. 掌握样品前处理的重要方法——高压消解法。

二、基本原理

试样经消解后，在酸性介质中，试样中的汞被硼氢化钾（KBH_4）或硼氢化钠（$NaBH_4$）还原成原子态汞，由载气（氩气）带入原子化器中，在汞空

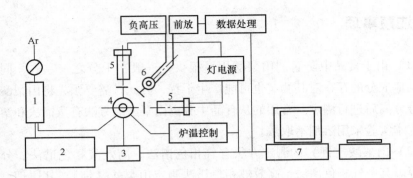

图 3-7 AFS 系列双道原子荧光光度计示意图
1—气路系统　2—氢化物发生系统　3—气液分离系统　4—原子化器
5—高强度空心阴极灯　6—光电倍增管　7—数据处理系统

心阴极灯照射下，基态汞原子被激发成高能态，在去活化回到基态时，发射出特征波长的荧光，其荧光强度与汞含量成正比，与标准系列比较定量。

三、实验试剂与器材

1. 试剂

（1）硝酸、硫酸（均为优级纯）。

（2）30%过氧化氢。

（3）硫酸+硝酸+水（1+1+8）：量取 10mL 硫酸与 10mL 硝酸，缓缓倒入 80mL 水中，冷却后小心混匀。

（4）硝酸溶液（1+9）：量取 50mL 硝酸，缓缓倒入 450mL 水中。

（5）5g/L 氢氧化钾溶液。

（6）5g/L 硼氢化钾溶液（现用现配）。

（7）1mg/mL 汞标准储备液：准确称取 0.1354g 经干燥过的二氯化汞，加硫酸+硝酸+水（1+1+8）溶液后移入 100mL 容量瓶，稀释至刻度，混匀。

（8）汞标准使用液　用移液枪吸取 1mL 汞标准储备液于 100mL 容量瓶中，用硝酸溶液（1+9）稀释至刻度，混匀即得。分别吸取汞标准使用液 1mL 和 5mL 于两个 100mL 容量瓶，用硝酸溶液（1+9）稀释至刻度，混匀，溶液浓度分别为 100 ng/mL 和 500 ng/mL，分别用于测定低浓度试样和高浓度试样时候制作标准曲线。

2. 材料

海鱼。

3. 器材

原子荧光光谱仪，高压消解罐（100mL 容量），组织捣碎机，烘箱，分析天平，容量瓶，移液枪。

四、操作步骤

1. 样品的处理

样品的处理采用高压消解法。将含水量较高的海鱼打成匀浆，称取匀浆 1.00～5.00g，置于聚四氟乙烯塑料内罐中，加盖留缝放于65℃烘箱中烘至近干，取出。加5mL硝酸，混匀静置过夜，再加7mL过氧化氢，盖上内盖置于不锈钢外套中，旋紧后置于烘箱加热，升温至120℃保持2～3h，至消解完全，自然冷却至室温。将消解液用硝酸溶液（1+9）定量转移并定容至25mL，同时做试剂空白，待测。

2. 标准系列的配制

高浓度标准系列：分别吸取500 ng/mL 汞标准使用液0.25mL、0.50mL、1.00mL、1.50mL、2.00mL于25mL容量瓶中，用硝酸溶液（1+9）稀释至刻度，混匀。各自相当于汞浓度为：5.00ng/mL、10.00ng/mL、20.00ng/mL、30.00ng/mL、40.00ng/mL。（若配制低浓度标准系列，则汞标准使用液依次为：0.25ng/mL、0.50ng/mL、1.00ng/mL、2.00ng/mL、2.50ng/mL，其余操作同高浓度标准系列）

3. 测定

仪器参考条件为：光倍增管负高压240V；汞空心阴极灯电流30mA；原子化器：温度300℃，高度8.0mm；氩气流速：载气：500mL/min，屏蔽气1000mL/min；测量方式：标准曲线法；读数方式：峰面积；读数延迟时间：1.0s，读数时间10s；硼氢化钾溶液加液时间：8.0s；样液（标液）加液体积：2mL。

进样：仪器稳定后，连续用硝酸溶液（1+9）进样，读数稳定后，开始测定标准曲线。之后进行试样测量，先用硝酸溶液（1+9）进样，使读数基本回零，再分别测试试剂空白和待测样。每测不同的试样前都需清洗进样器。

五、结果计算

$$X = \frac{(\rho - \rho_0) \times V \times 1000}{m \times 1000 \times 1000}$$

式中　X——样品中汞含量，mg/kg（mg/L）；

ρ——样品消化液中汞含量，ng/mL；

ρ_0——试剂空白中汞含量，ng/mL；

V——试样消化液总体积，g 或 mL；

m——样品质量或体积，g 或 mL。

六、注意事项

（1）当标准曲线的相关系数 $r > 0.999$ 时，才能保证试样结果测定的准确性。

（2）元素灯一定要进行预热操作。

（3）此方法测得的汞含量实为总汞含量。

七、分析与讨论

1. 为什么要设计试剂空白？

2. 为什么在进行试样测量，先用硝酸溶液（1 + 9）进样，使读数基本回零？

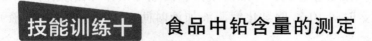

技能训练十　食品中铅含量的测定

一、技能目标

1. 学习使用原子吸收光谱仪（见图 3 – 8）（石墨炉法）测定食品中的铅含量。

2. 了解湿式消解法处理样品的方法。

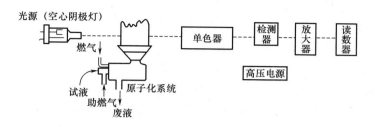

图 3 - 8 原子吸收光谱仪结构示意图

二、基本原理

试样经灰化或酸消解后，注入原子吸收光谱仪的石墨炉（见图 3 - 9）中，电热原子化后吸收 283.3nm 共振线，在一定浓度范围，其吸收值与铅含量成正比，与标准系列比较定量。

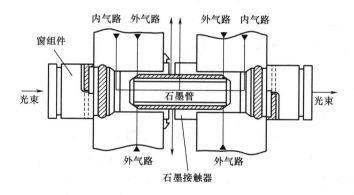

图 3 - 9 石墨炉原子化器示意图

三、实验试剂与器材

1. 试剂

（1）硝酸、高氯酸（均为优级纯）。

（2）硝酸（0.5mol/L）：取 3.2mL 硝酸加入 50mL 水中，稀释至 100mL。

（3）硝酸（1mol/L）：取 6.4mL 硝酸加入 50mL 水中，稀释至 100mL。

（4）磷酸二氢铵溶液（20g/L）：称取 2.0g 磷酸二氢铵，以水溶解稀释至 100mL。

（5）混合酸：硝酸＋高氯酸（4＋1）。取 4 份硝酸与 1 份高氯酸混合。

（6）铅标准贮备液：购买标准品。

（7）铅标准使用液：吸取铅标准贮备液 1.0mL 于 100mL 容量瓶中，加硝酸（0.5mol/L）或硝酸（1mol/L）至刻度。如此经多次稀释成每毫升含 10.0ng，20.0ng，40.0ng，60.0ng，80.0ng 铅的标准使用液（可根据样品所含浓度进行配制）。

2. 材料

松花蛋。

3. 器材

原子吸收光谱仪（附石墨炉及铅空心阴极灯），消化装置，可调式电热板，可调式电炉，锥形瓶，容量瓶，移液枪。

四、操作步骤

1. 试样预处理

粮食、豆类去杂物后磨碎，过 20 目筛，贮于塑料瓶中，保存备用；蔬菜、水果、鱼类、肉类及蛋类等水分含量高的鲜样，用食品加工机或匀浆机打成匀浆，贮于塑料瓶中，保存备用。

2. 试样消化

湿式消解法：称取试样 1.00～5.00g 于锥形瓶中，放数粒玻璃珠，加 10mL 混合酸，加盖浸泡过夜，加一小漏斗电炉上消解，若变棕黑色，再加混合酸，直至冒白烟，消化液呈无色透明或略带黄色，放冷用滴管将试样消化液洗入或过滤入（视消化后试样的盐分而定）10～25mL 容量瓶中，用水少量多次洗涤锥形瓶，洗液合并于容量瓶中并定至刻度，混匀备用；同时作试剂空白。

3. 试样测定

（1）仪器条件　参考条件为：波长 283.3nm，狭缝 0.2～1.0nm，灯电流 5～7mA，干燥温度 120℃，20s；灰化温度 450℃，持续 15～20s，原子化温度 1700～2300℃，持续 4～5s，背景校正为氘灯或塞曼效应。

（2）标准曲线绘制：吸取上面配制的铅标准使用液 10.0ng/mL，20.0ng/mL，40.0ng/mL，60.0ng/mL，80.0ng/mL（或 μL）各 10μL，注入石墨炉，测得其

吸光值并求得吸光值与浓度有关系的一元线性回归方程。

（3）试样测定 分别吸取样液和试剂空白液各 10μL，注入石墨炉，测得其吸光值，代入标准系列的一元线性回归方程中求得样液中铅含量。

（4）基体改进剂的使用 对于干扰试样，则注入适量的基体改进剂磷酸二氢铵溶液（20g/L），一般为 5μL 或与试样同量消除干扰。绘制铅标准曲线时也要加入与试样测定时等量的基体改进剂磷酸二氢铵溶液。

五、结果计算

$$X = \frac{(\rho_1 - \rho_0) \times V \times 1000}{m \times 1000}$$

式中 X——试样中铅含量，$\mu g/kg$（$\mu g/L$）；

ρ_1——测定样液中铅含量，ng/mL；

ρ_0——空白液中铅含量，ng/mL；

V——试样消化液定量总体积，mL；

m——试样质量或体积，g/mL。

六、注意事项

（1）所用玻璃仪器均需以硝酸（1 + 5）浸泡过液，用水反复冲洗，最后用去离子水冲洗干净。

（2）向石墨炉中注入样品时一定要等到石墨炉充分冷却后再进下一个样品，以防枪头被石墨炉的高温灼化。

七、分析与讨论

为什么样品在预处理时用塑料容器盛放而不选用玻璃容器？

附录一

GB 28050—2011 食品安全国家标准
预包装食品营养标签通则

1. 范围

　　本标准适用于预包装食品营养标签上营养信息的描述和说明。本标准不适用于保健食品及预包装特殊膳食用食品的营养标签标示。

2. 术语和定义

　　2.1　营养标签

　　预包装食品标签上向消费者提供食品营养信息和特性的说明，包括营养成分表、营养声称和营养成分功能声称。营养标签是预包装食品标签的一部分。

　　2.2　营养素

　　食物中具有特定生理作用，能维持机体生长、发育、活动、繁殖以及正常代谢所需的物质，包括蛋白质、脂肪、碳水化合物、矿物质及维生素等。

　　2.3　营养成分

　　食品中的营养素和除营养素以外的具有营养和（或）生理功能的其他食物成分。各营养成分的定义可参照 GB/Z 21922《食品营养成分基本术语》。

　　2.4　核心营养素

　　营养标签中的核心营养素包括蛋白质、脂肪、碳水化合物和钠。

　　2.5　营养成分表

　　标有食品营养成分名称、含量和占营养素参考值（NRV）百分比的规范性表格。

　　2.6　营养素参考值（NRV）

　　专用于食品营养标签，用于比较食品营养成分含量的参考值。

　　2.7　营养声称

　　对食品营养特性的描述和声明，如能量水平、蛋白质含量水平。营养声称包括含量声称和比较声称。

2.7.1 含量声称

描述食品中能量或营养成分含量水平的声称。声称用语包括"含有"、"高"、"低"或"无"等。

2.7.2 比较声称

与消费者熟知的同类食品的营养成分含量或能量值进行比较以后的声称。声称用语包括"增加"或"减少"等。

2.8 营养成分功能声称

某营养成分可以维持人体正常生长、发育和正常生理功能等作用的声称。

2.9 修约间隔

修约值的最小数值单位。

2.10 食部

预包装食品净含量去除其中不可食用的部分后的剩余部分。

3. 基本要求

3.1 预包装食品营养标签标示的任何营养信息,应真实、客观,不得标示虚假信息,不得夸大产品的营养作用或其他作用。

3.2 预包装食品营养标签应使用中文。如同时使用外文标示的,其内容应当与中文相对应,外文字号不得大于中文字号。

3.3 营养成分表应以一个"方框表"的形式表示(特殊情况除外),方框可为任意尺寸,并与包装的基线垂直,表题为"营养成分表"。

3.4 食品营养成分含量应以具体数值标示,数值可通过原料计算或产品检测获得。各营养成分的营养素参考值(NRV)见附录 A。

3.5 营养标签的格式见附录 B,食品企业可根据食品的营养特性、包装面积的大小和形状等因素选择使用其中的一种格式。

3.6 营养标签应标在向消费者提供的最小销售单元的包装上。

4. 强制标示内容

4.1 所有预包装食品营养标签强制标示的内容包括能量、核心营养素的含量值及其占营养素参考值(NRV)的百分比。当标示其他成分时,应采取适当形式使能量和核心营养素的标示更加醒目。

4.2 对除能量和核心营养素外的其他营养成分进行营养声称或营养成分

功能声称时，在营养成分表中还应标示出该营养成分的含量及其占营养素参考值（NRV）的百分比。

4.3　使用了营养强化剂的预包装食品，除 4.1 的要求外，在营养成分表中还应标示强化后食品中该营养成分的含量值及其占营养素参考值（NRV）的百分比。

4.4　食品配料含有或生产过程中使用了氢化和（或）部分氢化油脂时，在营养成分表中还应标示出反式脂肪（酸）的含量。

4.5　上述未规定营养素参考值（NRV）的营养成分仅需标示含量。

5. 可选择标示内容

5.1　除上述强制标示内容外，营养成分表中还可选择标示表 1 中的其他成分。

5.2　当某营养成分含量标示值符合表 C.1 的含量要求和限制性条件时，可对该成分进行含量声称，声称方式见表 C.1。当某营养成分含量满足表 C.3 的要求和条件时，可对该成分进行比较声称，声称方式见表 C.3。当某营养成分同时符合含量声称和比较声称的要求时，可以同时使用两种声称方式，或仅使用含量声称。含量声称和比较声称的同义语见表 C.2 和表 C.4。

5.3　当某营养成分的含量标示值符合含量声称或比较声称的要求和条件时，可使用附录 D 中相应的一条或多条营养成分功能声称标准用语。不应对功能声称用语进行任何形式的删改、添加和合并。

6. 营养成分的表达方式

6.1　预包装食品中能量和营养成分的含量应以每 100 克（g）和（或）每 100 毫升（mL）和（或）每份食品可食部中的具体数值来标示。当用份标示时，应标明每份食品的量。份的大小可根据食品的特点或推荐量规定。

6.2　营养成分表中强制标示和可选择性标示的营养成分的名称和顺序、标示单位、修约间隔、"0"界限值应符合表 1 的规定。当不标示某一营养成分时，依序上移。

6.3　当标示 GB14880 和卫生部公告中允许强化的除表 1 外的其他营养成分时，其排列顺序应位于表 1 所列营养素之后。

表1　　　能量和营养成分名称、顺序、表达单位、修约间隔和"0"界限值

能量和营养成分的名称和顺序	表达单位[a]	修约间隔	"0"界限值（每100g或100mL）[b]
能量	千焦（kJ）	1	≤17kJ
蛋白质	克（g）	0.1	≤0.5g
脂肪	克（g）	0.1	≤0.5g
饱和脂肪（酸）	克（g）	0.1	≤0.1g
反式脂肪（酸）	克（g）	0.1	≤0.3g
单不饱和脂肪（酸）	克（g）	0.1	≤0.1g
多不饱和脂肪（酸）	克（g）	0.1	≤0.1g
胆固醇	毫克（mg）	1	≤5mg
碳水化合物	克（g）	0.1	≤0.5g
糖（乳糖[c]）	克（g）	0.1	≤0.5g
膳食纤维（或单体成分，或可溶性、不可溶性膳食纤维）	克（g）	0.1	≤0.5g
钠	毫克（mg）	1	≤5mg
维生素A	微克视黄醇当量（μgRE）	1	≤8μgRE
维生素D	微克（μg）	0.1	≤0.1μg
维生素E	毫克α-生育酚当量（mgα-TE）	0.01	≤0.28mgα-TE
维生素K	微克（μg）	0.1	≤1.6μg
维生素B_1（硫胺素）	毫克（mg）	0.01	≤0.03mg
维生素B_2（核黄素）	毫克（mg）	0.01	≤0.03mg
维生素B_6	毫克（mg）	0.01	≤0.03mg
维生素B_{12}	微克（μg）	0.01	≤0.05μg
维生素C（抗坏血酸）	毫克（mg）	0.1	≤2.0mg
烟酸（烟酰胺）	毫克（mg）	0.01	≤0.28mg
叶酸	微克（μg）或微克叶酸当量（μgDFE）	1	≤8μg
泛酸	毫克（mg）	0.01	≤0.10mg

续表

能量和营养成分的名称和顺序	表达单位[a]	修约间隔	"0" 界限值 （每 100g 或 100mL）[b]
生物素	微克（μg）	0.1	≤0.6μg
胆碱	毫克（mg）	0.1	≤9.0mg
磷	毫克（mg）	1	≤14mg
钾	毫克（mg）	1	≤20mg
镁	毫克（mg）	1	≤6mg
钙	毫克（mg）	1	≤8mg
铁	毫克（mg）	0.1	≤0.3mg
锌	毫克（mg）	0.01	≤0.30mg
碘	微克（μg）	0.1	≤3.0μg
硒	微克（μg）	0.1	≤1.0μg
铜	毫克（mg）	0.01	≤0.03mg
氟	毫克（mg）	0.01	≤0.02mg
锰	毫克（mg）	0.01	≤0.06mg

　　a　营养成分的表达单位可选择表格中的中文或英文，也可以两者都使用。

　　b　当某营养成分含量数值≤"0"界限值时，其含量应标示为"0"，使用"份"的计量单位时，也要同时符合每 100g 或 100mL 的"0"界限值的规定。

　　c　在乳及乳制品的营养标签中可直接标示乳糖。

　　6.4　在产品保质期内，能量和营养成分含量的允许误差范围应符合表 2 的规定。

表2　　　　　　　　能量和营养成分含量的允许误差范围

能量和营养成分	允许误差范围
食品的蛋白质，多不饱和及单不饱和脂肪（酸），碳水化合物、糖（仅限乳糖），总的、可溶性或不溶性膳食纤维及其单体，维生素（不包括维生素 D、维生素 A），矿物质（不包括钠），强化的其他营养成分	≥80% 标示值
食品中的能量以及脂肪、饱和脂肪（酸）、反式脂肪（酸），胆固醇，钠，糖（除外乳糖）	≤120% 标示值
食品中的维生素 A 和维生素 D	80% ~180% 标示值

7. 豁免强制标示营养标签的预包装食品

下列预包装食品豁免强制标示营养标签：

——生鲜食品，如包装的生肉、生鱼、生蔬菜和水果、禽蛋等；

——乙醇含量≥0.5%的饮料酒类；

——包装总表面积≤100cm² 或最大表面面积≤20cm² 的食品；

——现制现售的食品；

——包装的饮用水；

——每日食用量≤10g 或 10mL 的预包装食品；

——其他法律法规标准规定可以不标示营养标签的预包装食品。豁免强制标示营养标签的预包装食品，如果在其包装上出现任何营养信息时，应按照本标准执行。

附录 A 食品标签营养素参考值（NRV）及其使用方法

A.1 食品标签营养素参考值（NRV）

规定的能量和 32 种营养成分参考数值如表 A.1 所示。

表 A.1　　　　　　　　　　营养素参考值（NRV）

营养成分	NRV	营养成分	NRV
能量*	8400kJ	叶酸	400µg DFE
蛋白质	60g	泛酸	5mg
脂肪	≤60g	生物素	30µg
饱和脂肪酸	≤20g	胆碱	450mg
胆固醇	≤300mg	钙	800mg
碳水化合物	300g	磷	700mg
膳食纤维	25g	钾	2000mg
维生素 A	800µg RE	钠	2000mg
维生素 D	5µg	镁	300mg
维生素 E	14mgα－TE	铁	15mg
维生素 K	80µg	锌	15mg
维生素 B_1	1.4mg	碘	150µg
维生素 B_2	1.4mg	硒	50µg
维生素 B_6	1.4mg	铜	1.5mg
维生素 B_{12}	2.4µg	氟	1mg
维生素 C	100mg	锰	3mg
烟酸	14mg		

*能量相当于 2000kcal；蛋白质、脂肪、碳水化合物供能分别占总能量的 13%、27% 与 60%。

A.2　使用目的和方式

用于比较和描述能量或营养成分含量的多少，使用营养声称和零数值的标示时，用作标准参考值。使用方式为营养成分含量占营养素参考值（NRV）的百分数；指定 NRV% 的修约间隔为 1，如 1%、5%、16% 等。

A.3　计算

营养成分含量占营养素参考值（NRV）的百分数计算公式见式（A.1）：

$$NRV\% = \frac{X}{NRV} \times 100\% \quad\cdots\cdots\cdots\cdots\cdots\cdots\cdots\cdots\cdots\cdots\cdots\cdots\quad (A.1)$$

式中　　X——食品中某营养素的含量；
　　　　NRV——该营养素的营养素参考值。

附录 B　营养标签格式

B.1　本附录规定了预包装食们营养标签的格式。

B.2　应选择以下 6 种格式中的一种进行营养标签的标示。

B.2.1　仅标注能量和核心营养素的格式

仅标示能量和核心营养素的营养标签见示例 1。

示例 1：

营养成分表

项目	每 100 克（g）或 100 毫升（mL）或每份	营养素参考值% 或 NRV%
能量	千焦（kJ）	%
蛋白质	克（g）	%
脂肪	克（g）	%
碳水化合物	克（g）	%
钠	毫克（mg）	%

B.2.2　标注更多营养成分

标注更多营养成分的营养标签见示例 2。

示例 2：

营养成分表

项目	每 100 克（g）或 100 毫升（mL）或每份	营养素参考值% 或 NRV%
能量	千焦（kJ）	%
蛋白质	克（g）	%
脂肪	克（g）	%
——饱和脂肪	克（g）	%

续表

项目	每 100 克（g）或 100 毫升（mL）或每份	营养素参考值%或 NRV%
胆固醇	毫克（mg）	%
碳水化合物	克（g）	%
——糖	克（g）	
膳食纤维	克（g）	%
钠	毫克（mg）	%
维生素 A	微克视黄醇当量（μgRE）	%
钙	毫克（mg）	%

注：核心营养素应采取适当形式使其醒目。

B.2.3　附有外文的格式

附有外文的营养标签见示例 3。

示例 3：

营养成分表 nutritioninformation

项目/Items	每 100 克（g）或 100 毫升（mL）或每份 per 100g/100mL or per serving	营养素参考值%或 NRV%
能量/energy	千焦（kJ）	%
蛋白质/protein	克（g）	%
脂肪/fat	克（g）	%
碳水化合物/carbohydrate	克（g）	%
钠/sodium	毫克（mg）	%

B.2.4　横排格式

横排格式的营养标签见示例 4。

示例 4：

营养成分表

项目	每 100 克（g）或 100 毫升（mL）或每份	营养素参考值%或 NRV%
能量	千焦（kJ）	%
蛋白质	克（g）	%
脂肪	克（g）	%

续表

项目	每100克（g）或100毫升（mL）或每份	营养素参考值%或NRV%
碳水化合物	克（g）	%
钠	毫克（mg）	%
—	—	%

注：根据包装特点，可将营养成分从左到右横向排开，分为两列或两列以上进行标示。

B.2.5　文字格式

包装的总面积小于100cm²的食品，如进行营养成分标示，允许用非表格的形式，并可省略营养素参考值（NRV）的标示。根据包装特点，营养成分从左到右横向排开，或者自上而下排开，如示例5。

示例5：

营养成分/100g：能量××kJ，蛋白质××g，脂肪××g，碳水化合物××g，钠××mg。

B.2.6　附有营养声称和（或）营养成分功能声称的格式

附有营养声称和（或）营养成分功能声称的标签见示例6。

示例6：

营养成分表

项目	每100克（g）或100毫升（mL）或每份	营养素参考值%或NRV%
能量	千焦（kJ）	%
蛋白质	克（g）	%
脂肪	克（g）	%
碳水化合物	克（g）	%
钠	毫克（mg）	%

营养声称如：低脂肪××。

营养成分功能声称如：每日膳食中脂肪提供的能量比例不宜超过总能量的30%。

营养声称、营养成分功能声称可以在标签的任意位置。但其字号不得大于食品名称和商标。

附录 C 能量和营养成分含量声称和 比较声称的要求、条件和同义语

C.1 表 C.1 规定了预包装食品能量和营养成分含量声称的要求和条件。

C.2 表 C.2 规定了预包装食品能量和营养成分含量声称的同义语。

C.3 表 C.3 规定了预包装食品能量和营养成分比较声称的要求和条件。

C.4 表 C.4 规定了预包装食品能量和营养成分比较声称的同义语。

表 C.1 能量和营养成分含量称的要求和条件

项目	含量声称方式	含量要求*	限制性条件
能量	无能量	≤17kJ/100g（固体） 或 100mL（液体）	其中脂肪提供的能量 ≤总能量的 50%。
	低能量	17kJ/100g 固体 80kJ/100mL 液体	
蛋白质	低蛋白质	来自蛋白质的能量≤总能量的 5%	总能量指每100g/mL 或每份
	蛋白质来源，或含有蛋白质	每 100g 的含量≥10% NRV 每 100mL 的含量≥5% NRV 或者 每 420kJ 的含量≥5% NRV	
	高，或富含蛋白质	每 100g 的含量≥20% NRV 每 100mL 的含量≥10% NRV 或者 每 420kJ 的含量≥10% NRV	
脂肪	无或不含脂肪	≤0.5g/100g（固体）或 100mL（液体）	
	低脂肪	≤3g/100g 固体；≤1.5g/100mL 液体	
	瘦	脂肪含量≤10%	仅指畜肉类和禽肉类
	脱脂	液态奶和酸奶：脂肪含量≤0.5%；乳粉：脂肪含量≤1.5%。	仅指乳品类

续表

项目	含量声称方式	含量要求*	限制性条件
脂肪	无或不含饱和脂肪	≤0.1g/100g（固体）或100mL（液体）	指饱和脂肪及反式脂肪的总和
	低饱和脂肪	≤1.5g/100g 固体 ≤0.75g/100mL 液体	1. 指饱和脂肪及反式脂肪的总和 2. 其提供的能量占食品总能量的10%以下
	无或不含反式脂肪酸	≤0.3g/100g（固体）或100mL（液体）	
胆固醇	无或不含胆固醇	≤5g/100g（固体）或100mL（液体）	应同时符合低饱和脂肪的声称含量要求和限制性条件
	低胆固醇	≤20mg/100g 固体 ≤10mg/100mL 液体	
碳水化合物（糖）	无或不含糖	≤0.5g/100g（固体）或100mL（液体）	
	低糖	≤5g/100g（固体）或100mL（液体）	
	低乳糖	乳糖含量≤2g/100g（mL）	仅指乳品类
	无乳糖	乳糖含量≤0.5g/100g（mL）	
膳食纤维	膳食纤维来源或含有膳食纤维	≥3g/100g（固体） ≥1.5g/100mL（液体）或 ≥1.5g/420kJ	膳食纤维总量符合其含量要求；或者可溶性膳食纤维、不溶性膳食纤维或单体成分任一项符合含量要求
	高或富含膳食纤维或良好来源	≥6g/100g（固体） ≥3g/100mL（液体）或 ≥3g/420kJ	

续表

项目	含量声称方式	含量要求 *	限制性条件
钠	无或不含钠	≤5mg/100g 或 100mL	符合"钠"声称的声称时，也可用"盐"字代替"钠"字，如"低盐"、"减少盐"等
	极低钠	≤40mg/100g 或 100mL	
	低钠	≤120mg/100g 或 100mL	
维生素	维生素×来源或含有维生素×	每100g 中≥15% NRV 每100mL 中≥7.5% NRV 或 每420kJ 中≥5% NRV	含有"多种维生素"指 3 种和（或）3 种以上维生素含量符合"含有"的声称要求
	高或富含维生素×	每100g 中≥30% NRV 每100mL 中≥15% NRV 或 每420kJ 中≥10% NRV	富含"多种维生素"指 3 种和（或）3 种以上维生素含量符合"富含"的声称要求
矿物质（不包括钠）	×来源，或含有×	每100g 中≥15% NRV 每100mL 中≥7.5% NRV 或 每420kJ 中≥5% NRV	含有"多种矿物质".指 3 种和（或）3 种以上矿物质含量符合"含有"的声称要求
	高，或富含×	每100g 中≥30% NRV 每100mL 中≥15% NRV 或 每420kJ 中≥10% NRV	富含"多种矿物质"指 3 种和（或）3 种以上矿物质含量符合"富含"的声称要求

* 用"份"作为食品计量单位时，也应符合 100g（mL）的含量要求才可以进行声称。

表 C.2　　　　　　　　　　　含量声称的同义语

标准语	同义语	标准语	同义语
不含，无	零（0），没有，100% 不含，无，0%	含有，来源	提供，含，有
极低	极少	富含，高	良好来源，含丰富 XX、丰富（的）XX，提供高（含量）XX
低	少、少油*		

*"少油"仅用于低脂肪的声称。

表 C.3　　　　　　　能量和营养成分比较声称的要求和条件

比较声称方式	要求	条件
减少能量	与参考食品比较，能量值减少 25% 以上	
增加或减少蛋白质	与参考食品比较，蛋白质含量增加或减少 25% 以上	
减少脂肪	与参考食品比较，脂肪含量减少 25% 以上	
减少胆固醇	与参考食品比较，胆固醇含量减少 25% 以上	
增加或减少碳水化合物	与参考食品比较，碳水化合物含量增加或减少 25% 以上	参考食品（基准食品）应为消费者熟知、容易理解的同类或同一属类食品
减少糖	与参考食品比较，糖含量减少 25% 以上	
增加或减少膳食纤维	与参考食品比较，膳食纤维含量增加或减少 25% 以上	
减少钠	与参考食品比较，钠含量减少 25% 以上	
增加或减少矿物质（不包括钠）	与参考食品比较，矿物质含量增加或减少 25% 以上	
增加或减少维生素	与参考食品比较，维生素含量增加或减少 25% 以上	

表 C.4　　　　　　　　　　　比较声称的同义语

标准语	同义语	标准语	同义语
增加	增加 ×%（×倍）	减少	减少 ×%（×倍）
	增、增 ×%（×倍）		减、减 ×%（×倍）
	加、加 ×%（×倍）		少、少 ×%（×倍）
	增高、增高（了）×%（×倍）		减低、减低 ×%（×倍）
	添加（了）×%（×倍）		降 ×%（×倍）
	多 ×%，提高 ×倍等		降低 ×%，（×倍）等

附录 D 能量和营养成分功能声称标准用语

D.1 本附录规定了能量和营养成分功能声称标准用语。

D.2 **能量**

人体需要能量来维持生命活动。

机体的生长发育和一切活动都需要能量。

适当的能量可以保持良好的健康状况。

能量摄入过高、缺少运动与超重和肥胖有关。

D.3 **蛋白质**

蛋白质是人体的主要构成物质并提供多种氨基酸。

蛋白质是人体生命活动中必需的重要物质，有助于组织的形成和生长

蛋白质有助于构成或修复人体组织。

蛋白质有助于组织的形成和生长。

蛋白质是组织形成和生长的主要营养素

D.4 **脂肪**

脂肪提供高能量。

每日膳食中脂肪提供的能量比例不宜超过总能量的30%

脂肪是人体的重要组成成分。

脂肪可辅助脂溶性维生素的吸收。

脂肪提供人体必需脂肪酸。

D.4.1 饱和脂肪

饱和脂肪可促进食品中胆固醇的吸收。

饱和脂肪摄入过多有害健康。

过多摄入饱和脂肪可使胆固醇增高，摄入量应少于每日总能量的10%。

D.4.2 反式脂肪酸

每天摄入反式脂肪酸不应超过2.2g，过多摄入有害健康。

反式脂肪酸摄入量应少于每日总能量的1%，过多摄入有害健康。

过多摄入反式脂肪酸可使血液胆固醇增高，从面增加心血管疾病发生的风险

D.5 **胆固醇**

成人一日膳食中胆固醇摄入总量不宜超过300mg。

D.6 **碳水化合物**

碳水化合物是人类生存的基本物质和能量主要来源。

碳水化合物是人类能量的主要来源。

碳水化合物是血糖生成的主要来源。

膳食中碳水化合物应占能量的 60% 左右。

D.7   膳食纤维

膳食纤维有助于维持正常的肠道功能。

膳食纤维是低能量物质。

D.8   钠

钠能调节机体水分，维持酸碱平衡。

成人每日食盐的摄入量不超过 6 g。

钠摄入过高有害健康。

D.9   维生素 A

维生素 A 有助于维持暗视力。

维生素 A 有助于维持皮肤和黏膜健康。

D.10   维生素 D

维生素 D 可促进钙的吸收。

维生素 D 有助于骨骼和牙齿的健康。

维生素 D 有助于骨骼形成。

D.11   维生素 E

维生素 E 有抗氧化作用。

D.12   维生素 B_1

维生素 B_1 是能量代谢中不可缺少的成分。

维生素 B_1 有助于维持神经系统的正常生理功能。

D.13   维生素 B_2

维生素 B_2 有助于维持皮肤和黏膜健康。

维生素 B_2 是能量代谢中不可缺少的成分。

D.14   维生素 B_6

维生素 B_6 有助于蛋白质的代谢和利用。

D.15   维生素 B_{12}

维生素 B_{12} 有助于红细胞形成。

D.16   维生素 C

维生素 C 有助于维持皮肤和黏膜健康。

维生素 C 有助于维持骨骼、牙龈的健康。

维生素 C 可以促进铁的吸收。

维生素 C 有抗氧化作用。

D.17 烟酸

烟酸有助于维持皮肤和黏膜健康。

烟酸是能量代谢中不可缺少的成分。

烟酸有助于维持神经系统的健康。

D.18 叶酸

叶酸有助于胎儿大脑和神经系统的正常发育。

叶酸有助于红细胞形成。

叶酸有助于胎儿正常发育。

D.19 泛酸

泛酸是能量代谢和组织形成的重要成分。

D.20 钙

钙是人体骨骼和牙齿的主要组成成分，许多生理功能也需要钙的参与。

钙是骨骼和牙齿的主要成分，并维持骨密度。

钙有助于骨骼和牙齿的发育。

钙有助于骨骼和牙齿更坚固。

D.21 镁

镁是能量代谢、组织形成利骨骼发育的重要成分

D.22 铁

铁是血红细胞形成的重要成分。

铁是血红细胞形成的必需元素。

铁对血红蛋白的产生是必需的。

D.23 锌

锌是儿童生长发育的必需元素。

锌有助于改善食欲。

锌有助于皮肤健康。

D.24 碘

碘是甲状腺发挥正常功能的元素。

附录二

GB 14881—2013 食品安全国家标准
食品生产通用卫生规范

中华人民共和国国家卫生和计划生育委员会　2013 – 05 – 24 发布 2014 – 06 – 01 实施

1. 范围

本标准规定了食品生产过程中原料采购、加工、包装、贮存和运输等环节的场所、设施、人员的基本要求和管理准则。

本标准适用于各类食品的生产，如确有必要制定某类食品生产的专项卫生规范，应当以本标准作为基础。

2. 术语和定义

2.1　污染

在食品生产过程中发生的生物、化学、物理污染因素传入的过程。

2.2　虫害

由昆虫、鸟类、啮齿类动物等生物（包括苍蝇、蟑螂、麻雀、老鼠等）造成的不良影响。

2.3　食品加工人员

直接接触包装或未包装的食品、食品设备和器具、食品接触面的操作人员。

2.4　接触表面

设备、工器具、人体等可被接触到的表面。

2.5　分离

通过在物品、设施、区域之间留有一定空间，而非通过设置物理阻断的方式进行隔离。

2.6　分隔

通过设置物理阻断如墙壁、卫生屏障、遮罩或独立房间等进行隔离。

2.7　食品加工场所

用于食品加工处理的建筑物和场地，以及按照相同方式管理的其他建筑物、场地和周围环境等。

2.8 监控

按照预设的方式和参数进行观察或测定，以评估控制环节是否处于受控状态。

2.9 工作服

根据不同生产区域的要求，为降低食品加工人员对食品的污染风险而配备的专用服装。

3. 选址及厂区环境

3.1 选址

3.1.1 厂区不应选择对食品有显著污染的区域。如某地对食品安全和食品宜食用性存在明显的不利影响，且无法通过采取措施加以改善，应避免在该地址建厂。

3.1.2 厂区不应选择有害废弃物以及粉尘、有害气体、放射性物质和其他扩散性污染源不能有效清除的地址。

3.1.3 厂区不宜选择易发生洪涝灾害的地区，难以避开时应设计必要的防范措施。

3.1.4 厂区周围不宜有虫害大量滋生的潜在场所，难以避开时应设计必要的防范措施。

3.2 厂区环境

3.2.1 应考虑环境给食品生产带来的潜在污染风险，并采取适当的措施将其降至最低水平。

3.2.2 厂区应合理布局，各功能区域划分明显，并有适当的分离或分隔措施，防止交叉污染。

3.2.3 厂区内的道路应铺设混凝土、沥青、或者其他硬质材料；空地应采取必要措施，如铺设水泥、地砖或铺设草坪等方式，保持环境清洁，防止正常天气下扬尘和积水等现象的发生。

3.2.4 厂区绿化应与生产车间保持适当距离，植被应定期维护，以防止虫害的滋生。

3.2.5 厂区应有适当的排水系统。

3.2.6 宿舍、食堂、职工娱乐设施等生活区应与生产区保持适当距离或分隔。

4. 厂房和车间

4.1 设计和布局

4.1.1　厂房和车间的内部设计和布局应满足食品卫生操作要求，避免食品生产中发生交叉污染。

4.1.2　厂房和车间的设计应根据生产工艺合理布局，预防和降低产品受污染的风险。

4.1.3　厂房和车间应根据产品特点、生产工艺、生产特性以及生产过程对清洁程度的要求合理划分作业区，并采取有效分离或分隔。如：通常可划分为清洁作业区、准清洁作业区和一般作业区；或清洁作业区和一般作业区等。一般作业区应与其他作业区域分隔。

4.1.4　厂房内设置的检验室应与生产区域分隔。

4.1.5　厂房的面积和空间应与生产能力相适应，便于设备安置、清洁消毒、物料存储及人员操作。

4.2　建筑内部结构与材料

4.2.1　内部结构

建筑内部结构应易于维护、清洁或消毒。应采用适当的耐用材料建造。

4.2.2　顶棚

4.2.2.1　顶棚应使用无毒、无味、与生产需求相适应、易于观察清洁状况的材料建造；若直接在屋顶内层喷涂涂料作为顶棚，应使用无毒、无味、防霉、不易脱落、易于清洁的涂料。

4.2.2.2　顶棚应易于清洁、消毒，在结构上不利于冷凝水垂直滴下，防止虫害和霉菌滋生。

4.2.2.3　蒸汽、水、电等配件管路应避免设置于暴露食品的上方；如确需设置，应有能防止灰尘散落及水滴掉落的装置或措施。

4.2.3　墙壁

4.2.3.1　墙面、隔断应使用无毒、无味的防渗透材料建造，在操作高度范围内的墙面应光滑、不易积累污垢且易于清洁；若使用涂料，应无毒、无味、防霉、不易脱落、易于清洁。

4.2.3.2　墙壁、隔断和地面交界处应结构合理、易于清洁，能有效避免污垢积存。例如设置漫弯形交界面等。

4.2.4　门窗

4.2.4.1　门窗应闭合严密。门的表面应平滑、防吸附、不渗透，并易于清洁、消毒。应使用不透水、坚固、不变形的材料制成。

4.2.4.2　清洁作业区和准清洁作业区与其他区域之间的门应能及时关闭。

4.2.4.3　窗户玻璃应使用不易碎材料。若使用普通玻璃，应采取必要的措施防止玻璃破碎后对原料、包装材料及食品造成污染。

4.2.4.4 窗户如设置窗台，其结构应能避免灰尘积存且易于清洁。可开启的窗户应装有易于清洁的防虫害窗纱。

4.2.5 地面

4.2.5.1 地面应使用无毒、无味、不渗透、耐腐蚀的材料建造。地面的结构应有利于排污和清洗的需要。

4.2.5.2 地面应平坦防滑、无裂缝、并易于清洁、消毒，并有适当的措施防止积水。

5. 设施与设备

5.1 设施

5.1.1 供水设施

5.1.1.1 应能保证水质、水压、水量及其他要求符合生产需要。

5.1.1.2 食品加工用水的水质应符合 GB5749 的规定，对加工用水水质有特殊要求的食品应符合相应规定。间接冷却水、锅炉用水等食品生产用水的水质应符合生产需要。

5.1.1.3 食品加工用水与其他不与食品接触的用水（如间接冷却水、污水或废水等）应以完全分离的管路输送，避免交叉污染。各管路系统应明确标识以便区分。

5.1.1.4 自备水源及供水设施应符合有关规定。供水设施中使用的涉及饮用水卫生安全产品还应符合国家相关规定。

5.1.2 排水设施

5.1.2.1 排水系统的设计和建造应保证排水畅通、便于清洁维护；应适应食品生产的需要，保证食品及生产、清洁用水不受污染。

5.1.2.2 排水系统入口应安装带水封的地漏等装置，以防止固体废弃物进入及浊气逸出。

5.1.2.3 排水系统出口应有适当措施以降低虫害风险。

5.1.2.4 室内排水的流向应由清洁程度要求高的区域流向清洁程度要求低的区域，且应有防止逆流的设计。

5.1.2.5 污水在排放前应经适当方式处理，以符合国家污水排放的相关规定。

5.1.3 清洁消毒设施

应配备足够的食品、工器具和设备的专用清洁设施，必要时应配备适宜的消毒设施。应采取措施避免清洁、消毒工器具带来的交叉污染。

5.1.4 废弃物存放设施

应配备设计合理、防止渗漏、易于清洁的存放废弃物的专用设施；车间内存放废弃物的设施和容器应标识清晰。必要时应在适当地点设置废弃物临时存放设施，并依废弃物特性分类存放。

5.1.5 个人卫生设施

5.1.5.1 生产场所或生产车间入口处应设置更衣室；必要时特定的作业区入口处可按需要设置更衣室。更衣室应保证工作服与个人服装及其他物品分开放置。

5.1.5.2 生产车间入口及车间内必要处，应按需设置换鞋（穿戴鞋套）设施或工作鞋靴消毒设施。如设置工作鞋靴消毒设施，其规格尺寸应能满足消毒需要。

5.1.5.3 应根据需要设置卫生间，卫生间的结构、设施与内部材质应易于保持清洁；卫生间内的适当位置应设置洗手设施。卫生间不得与食品生产、包装或贮存等区域直接连通。

5.1.5.4 应在清洁作业区入口设置洗手、干手和消毒设施；如有需要，应在作业区内适当位置加设洗手和（或）消毒设施；与消毒设施配套的水龙头其开关应为非手动式。

5.1.5.5 洗手设施的水龙头数量应与同班次食品加工人员数量相匹配，必要时应设置冷热水混合器。洗手池应采用光滑、不透水、易清洁的材质制成，其设计及构造应易于清洁消毒。应在临近洗手设施的显著位置标示简明易懂的洗手方法。

5.1.5.6 根据对食品加工人员清洁程度的要求，必要时应可设置风淋室、淋浴室等设施。

5.1.6 通风设施

5.1.6.1 应具有适宜的自然通风或人工通风措施；必要时应通过自然通风或机械设施有效控制生产环境的温度和湿度。通风设施应避免空气从清洁度要求低的作业区域流向清洁度要求高的作业区域。

5.1.6.2 应合理设置进气口位置，进气口与排气口和户外垃圾存放装置等污染源保持适宜的距离和角度。进、排气口应装有防止虫害侵入的网罩等设施。通风排气设施应易于清洁、维修或更换。

5.1.6.3 若生产过程需要对空气进行过滤净化处理，应加装空气过滤装置并定期清洁。

5.1.6.4 根据生产需要，必要时应安装除尘设施。

5.1.7 照明设施

5.1.7.1 厂房内应有充足的自然采光或人工照明，光泽和亮度应能满足生产和操作需要；光源应使食品呈现真实的颜色。

5.1.7.2 如需在暴露食品和原料的正上方安装照明设施，应使用安全型照明设施或采取防护措施。

5.1.8 仓储设施

5.1.8.1 应具有与所生产产品的数量、贮存要求相适应的仓储设施。

5.1.8.2 仓库应以无毒、坚固的材料建成；仓库地面应平整，便于通风换气。仓库的设计应能易于维护和清洁，防止虫害藏匿，并应有防止虫害侵入的装置。

5.1.8.3 原料、半成品、成品、包装材料等应依据性质的不同分设贮存场所、或分区域码放，并有明确标识，防止交叉污染。必要时仓库应设有温、湿度控制设施。

5.1.8.4 贮存物品应与墙壁、地面保持适当距离，以利于空气流通及物品搬运。

5.1.8.5 清洁剂、消毒剂、杀虫剂、润滑剂、燃料等物质应分别安全包装，明确标识，并应与原料、半成品、成品、包装材料等分隔放置。

5.1.9 温控设施

5.1.9.1 应根据食品生产的特点，配备适宜的加热、冷却、冷冻等设施，以及用于监测温度的设施。

5.1.9.2 根据生产需要，可设置控制室温的设施。

5.2 设备

5.2.1 生产设备

5.2.1.1 一般要求

应配备与生产能力相适应的生产设备，并按工艺流程有序排列，避免引起交叉污染。

5.2.1.2 材质

5.2.1.2.1 与原料、半成品、成品接触的设备与用具，应使用无毒、无味、抗腐蚀、不易脱落的材料制作，并应易于清洁和保养。

5.2.1.2.2 设备、工器具等与食品接触的表面应使用光滑、无吸收性、易于清洁保养和消毒的材料制成，在正常生产条件下不会与食品、清洁剂和消毒剂发生反应，并应保持完好无损。

5.2.1.3   设计

5.2.1.3.1   所有生产设备应从设计和结构上避免零件、金属碎屑、润滑油，或其他污染因素混入食品，并应易于清洁消毒、易于检查和维护。

5.2.1.3.2   设备应不留空隙地固定在墙壁或地板上，或在安装时与地面和墙壁间保留足够空间，以便清洁和维护。

5.2.2   监控设备

用于监测、控制、记录的设备，如压力表、温度计、记录仪等，应定期校准、维护。

5.2.3   设备的保养和维修

应建立设备保养和维修制度，加强设备的日常维护和保养，定期检修，及时记录。

6. 卫生管理

6.1   卫生管理制度

6.1.1   应制定食品加工人员和食品生产卫生管理制度以及相应的考核标准，明确岗位职责，实行岗位责任制。

6.1.2   应根据食品的特点以及生产、贮存过程的卫生要求，建立对保证食品安全具有显著意义的关键控制环节的监控制度，良好实施并定期检查，发现问题及时纠正。

6.1.3   应制定针对生产环境、食品加工人员、设备及设施等的卫生监控制度，确立内部监控的范围、对象和频率。记录并存档监控结果，定期对执行情况和效果进行检查，发现问题及时整改。

6.1.4   应建立清洁消毒制度和清洁消毒用具管理制度。清洁消毒前后的设备和工器具应分开放置妥善保管，避免交叉污染。

6.2   厂房及设施卫生管理

6.2.1   厂房内各项设施应保持清洁，出现问题及时维修或更新；厂房地面、屋顶、天花板及墙壁有破损时，应及时修补。

6.2.2   生产、包装、贮存等设备及工器具、生产用管道、裸露食品接触表面等应定期清洁消毒。

6.3   食品加工人员健康管理与卫生要求

6.3.1   食品加工人员健康管理

6.3.1.1   应建立并执行食品加工人员健康管理制度。

6.3.1.2   食品加工人员每年应进行健康检查，取得健康证明；上岗前应接受卫生培训。

6.3.1.3 食品加工人员如患有痢疾、伤寒、甲型病毒性肝炎、戊型病毒性肝炎等消化道传染病，以及患有活动性肺结核、化脓性或者渗出性皮肤病等有碍食品安全的疾病，或有明显皮肤损伤未愈合的，应当调整到其他不影响食品安全的工作岗位。

6.3.2 食品加工人员卫生要求

6.3.2.1 进入食品生产场所前应整理个人卫生，防止污染食品。

6.3.2.2 进入作业区域应规范穿着洁净的工作服，并按要求洗手、消毒；头发应藏于工作帽内或使用发网约束。

6.3.2.3 进入作业区域不应配戴饰物、手表，不应化妆、染指甲、喷洒香水；不得携带或存放与食品生产无关的个人用品。

6.3.2.4 使用卫生间、接触可能污染食品的物品、或从事与食品生产无关的其他活动后，再次从事接触食品、食品工器具、食品设备等与食品生产相关的活动前应洗手消毒。

6.3.3 来访者

非食品加工人员不得进入食品生产场所，特殊情况下进入时应遵守和食品加工人员同样的卫生要求。

6.4 虫害控制

6.4.1 应保持建筑物完好、环境整洁，防止虫害侵入及滋生。

6.4.2 应制定和执行虫害控制措施，并定期检查。生产车间及仓库应采取有效措施（如纱帘、纱网、防鼠板、防蝇灯、风幕等），防止鼠类昆虫等侵入。若发现有虫鼠害痕迹时，应追查来源，消除隐患。

6.4.3 应准确绘制虫害控制平面图，标明捕鼠器、粘鼠板、灭蝇灯、室外诱饵投放点、生化信息素捕杀装置等放置的位置。

6.4.4 厂区应定期进行除虫灭害工作。

6.4.5 采用物理、化学或生物制剂进行处理时，不应影响食品安全和食品应有的品质、不应污染食品接触表面、设备、工器具及包装材料。除虫灭害工作应有相应的记录。

6.4.6 使用各类杀虫剂或其他药剂前，应做好预防措施，避免对人身、食品、设备工具造成污染；不慎污染时，应及时将被污染的设备、工具彻底清洁，消除污染。

6.5 废弃物处理

6.5.1 应制定废弃物存放和清除制度，有特殊要求的废弃物其处理方式应符合有关规定。废弃物应定期清除；易腐败的废弃物应尽快清除；必要时应及时清除废弃物。

6.5.2　车间外废弃物放置场所应与食品加工场所隔离防止污染；应防止不良气味或有害有毒气体溢出；应防止虫害滋生。

6.6　工作服管理

6.6.1　进入作业区域应穿着工作服。

6.6.2　应根据食品的特点及生产工艺的要求配备专用工作服，如衣、裤、鞋靴、帽和发网等，必要时还可配备口罩、围裙、套袖、手套等。

6.6.3　应制定工作服的清洗保洁制度，必要时应及时更换；生产中应注意保持工作服干净完好。

6.6.4　工作服的设计、选材和制作应适应不同作业区的要求，降低交叉污染食品的风险；应合理选择工作服口袋的位置、使用的连接扣件等，降低内容物或扣件掉落污染食品的风险。

7. 食品原料、食品添加剂和食品相关产品

7.1　一般要求

应建立食品原料、食品添加剂和食品相关产品的采购、验收、运输和贮存管理制度，确保所使用的食品原料、食品添加剂和食品相关产品符合国家有关要求。不得将任何危害人体健康和生命安全的物质添加到食品中。

7.2　食品原料

7.2.1　采购的食品原料应当查验供货者的许可证和产品合格证明文件；对无法提供合格证明文件的食品原料，应当依照食品安全标准进行检验。

7.2.2　食品原料必须经过验收合格后方可使用。经验收不合格的食品原料应在指定区域与合格品分开放置并明显标记，并应及时进行退、换货等处理。

7.2.3　加工前宜进行感官检验，必要时应进行实验室检验；检验发现涉及食品安全项目指标异常的，不得使用；只应使用确定适用的食品原料。

7.2.4　食品原料运输及贮存中应避免日光直射、备有防雨防尘设施；根据食品原料的特点和卫生需要，必要时还应具备保温、冷藏、保鲜等设施。

7.2.5　食品原料运输工具和容器应保持清洁、维护良好，必要时应进行消毒。食品原料不得与有毒、有害物品同时装运，避免污染食品原料。

7.2.6　食品原料仓库应设专人管理，建立管理制度，定期检查质量和卫生情况，及时清理变质或超过保质期的食品原料。仓库出货顺序应遵循先进先

出的原则，必要时应根据不同食品原料的特性确定出货顺序。

7.3 食品添加剂

7.3.1 采购食品添加剂应当查验供货者的许可证和产品合格证明文件。食品添加剂必须经过验收合格后方可使用。

7.3.2 运输食品添加剂的工具和容器应保持清洁、维护良好，并能提供必要的保护，避免污染食品添加剂。

7.3.3 食品添加剂的贮藏应有专人管理，定期检查质量和卫生情况，及时清理变质或超过保质期的食品添加剂。仓库出货顺序应遵循先进先出的原则，必要时应根据食品添加剂的特性确定出货顺序。

7.4 食品相关产品

7.4.1 采购食品包装材料、容器、洗涤剂、消毒剂等食品相关产品应当查验产品的合格证明文件，实行许可管理的食品相关产品还应查验供货者的许可证。食品包装材料等食品相关产品必须经过验收合格后方可使用。

7.4.2 运输食品相关产品的工具和容器应保持清洁、维护良好，并能提供必要的保护，避免污染食品原料和交叉污染。

7.4.3 食品相关产品的贮藏应有专人管理，定期检查质量和卫生情况，及时清理变质或超过保质期的食品相关产品。仓库出货顺序应遵循先进先出的原则。

7.5 其他

盛装食品原料、食品添加剂、直接接触食品的包装材料的包装或容器，其材质应稳定、无毒无害，不易受污染，符合卫生要求。

食品原料、食品添加剂和食品包装材料等进入生产区域时应有一定的缓冲区域或外包装清洁措施，以降低污染风险。

8. 生产过程的食品安全控制

8.1 产品污染风险控制

8.1.1 应通过危害分析方法明确生产过程中的食品安全关键环节，并设立食品安全关键环节的控制措施。在关键环节所在区域，应配备相关的文件以落实控制措施，如配料（投料）表、岗位操作规程等。

8.1.2 鼓励采用危害分析与关键控制点体系（HACCP）对生产过程进行食品安全控制。

8.2 生物污染的控制

8.2.1 清洁和消毒

8.2.1.1　应根据原料、产品和工艺的特点，针对生产设备和环境制定有效的清洁消毒制度，降低微生物污染的风险。

8.2.1.2　清洁消毒制度应包括以下内容：清洁消毒的区域、设备或器具名称；清洁消毒工作的职责；使用的洗涤、消毒剂；清洁消毒方法和频率；清洁消毒效果的验证及不符合的处理；清洁消毒工作及监控记录。

8.2.1.3　应确保实施清洁消毒制度，如实记录；及时验证消毒效果，发现问题及时纠正。

8.2.2　食品加工过程的微生物监控

8.2.2.1　根据产品特点确定关键控制环节进行微生物监控；必要时应建立食品加工过程的微生物监控程序，包括生产环境的微生物监控和过程产品的微生物监控。

8.2.2.2　食品加工过程的微生物监控程序应包括：微生物监控指标、取样点、监控频率、取样和检测方法、评判原则和整改措施等，具体可参照附录A的要求，结合生产工艺及产品特点制定。

8.2.2.3　微生物监控应包括致病菌监控和指示菌监控，食品加工过程的微生物监控结果应能反映食品加工过程中对微生物污染的控制水平。

8.3　化学污染的控制

8.3.1　应建立防止化学污染的管理制度，分析可能的污染源和污染途径，制定适当的控制计划和控制程序。

8.3.2　应当建立食品添加剂和食品工业用加工助剂的使用制度，按照GB2760的要求使用食品添加剂。

8.3.3　不得在食品加工中添加食品添加剂以外的非食用化学物质和其他可能危害人体健康的物质。

8.3.4　生产设备上可能直接或间接接触食品的活动部件若需润滑，应当使用食用油脂或能保证食品安全要求的其他油脂。

8.3.5　建立清洁剂、消毒剂等化学品的使用制度。除清洁消毒必需和工艺需要，不应在生产场所使用和存放可能污染食品的化学制剂。

8.3.6　食品添加剂、清洁剂、消毒剂等均应采用适宜的容器妥善保存，且应明显标示、分类贮存；领用时应准确计量、做好使用记录。

8.3.7　应当关注食品在加工过程中可能产生有害物质的情况，鼓励采取有效措施减低其风险。

8.4　物理污染的控制

8.4.1　应建立防止异物污染的管理制度，分析可能的污染源和污染途径，并制定相应的控制计划和控制程序。

8.4.2　应通过采取设备维护、卫生管理、现场管理、外来人员管理及加工过程监督等措施，最大程度地降低食品受到玻璃、金属、塑胶等异物污染的风险。

8.4.3　应采取设置筛网、捕集器、磁铁、金属检查器等有效措施降低金属或其他异物污染食品的风险。

8.4.4　当进行现场维修、维护及施工等工作时，应采取适当措施避免异物、异味、碎屑等污染食品。

8.5　包装

8.5.1　食品包装应能在正常的贮存、运输、销售条件下最大限度地保护食品的安全性和食品品质。

8.5.2　使用包装材料时应核对标识，避免误用；应如实记录包装材料的使用情况。

9. 检验

9.1　应通过自行检验或委托具备相应资质的食品检验机构对原料和产品进行检验，建立食品出厂检验记录制度。

9.2　自行检验应具备与所检项目适应的检验室和检验能力；由具有相应资质的检验人员按规定的检验方法检验；检验仪器设备应按期检定。

9.3　检验室应有完善的管理制度，妥善保存各项检验的原始记录和检验报告。应建立产品留样制度，及时保留样品。

9.4　应综合考虑产品特性、工艺特点、原料控制情况等因素合理确定检验项目和检验频次以有效验证生产过程中的控制措施。净含量、感官要求以及其他容易受生产过程影响而变化的检验项目的检验频次应大于其他检验项目。

9.5　同一品种不同包装的产品，不受包装规格和包装形式影响的检验项目可以一并检验。

10. 食品的贮存和运输

10.1　根据食品的特点和卫生需要选择适宜的贮存和运输条件，必要时应配备保温、冷藏、保鲜等设施。不得将食品与有毒、有害、或有异味的物品一同贮存运输。

10.2　应建立和执行适当的仓储制度，发现异常应及时处理。

10.3　贮存、运输和装卸食品的容器、工器具和设备应当安全、无害，保持清洁，降低食品污染的风险。

10.4   贮存和运输过程中应避免日光直射、雨淋、显著的温湿度变化和剧烈撞击等，防止食品受到不良影响。

11. 产品召回管理

11.1   应根据国家有关规定建立产品召回制度。

11.2   当发现生产的食品不符合食品安全标准或存在其他不适于食用的情况时，应当立即停止生产，召回已经上市销售的食品，通知相关生产经营者和消费者，并记录召回和通知情况。

11.3   对被召回的食品，应当进行无害化处理或者予以销毁，防止其再次流入市场。对因标签、标识或者说明书不符合食品安全标准而被召回的食品，应采取能保证食品安全、且便于重新销售时向消费者明示的补救措施。

11.4   应合理划分记录生产批次，采用产品批号等方式进行标识，便于产品追溯。

12. 培训

12.1   应建立食品生产相关岗位的培训制度，对食品加工人员以及相关岗位的从业人员进行相应的食品安全知识培训。

12.2   应通过培训促进各岗位从业人员遵守食品安全相关法律法规标准和执行各项食品安全管理制度的意识和责任，提高相应的知识水平。

12.3   应根据食品生产不同岗位的实际需求，制定和实施食品安全年度培训计划并进行考核，做好培训记录。

12.4   当食品安全相关的法律法规标准更新时，应及时开展培训。

12.5   应定期审核和修订培训计划，评估培训效果，并进行常规检查，以确保培训计划的有效实施。

13. 管理制度和人员

13.1   应配备食品安全专业技术人员、管理人员，并建立保障食品安全的管理制度。

13.2   食品安全管理制度应与生产规模、工艺技术水平和食品的种类特性相适应，应根据生产实际和实施经验不断完善食品安全管理制度。

13.3   管理人员应了解食品安全的基本原则和操作规范，能够判断潜在的危险，采取适当的预防和纠正措施，确保有效管理。

14. 记录和文件管理

14.1 记录管理

14.1.1 应建立记录制度，对食品生产中采购、加工、贮存、检验、销售等环节详细记录。记录内容应完整、真实，确保对产品从原料采购到产品销售的所有环节都可进行有效追溯。

14.1.1.1 应如实记录食品原料、食品添加剂和食品包装材料等食品相关产品的名称、规格、数量、供货者名称及联系方式、进货日期等内容。

14.1.1.2 应如实记录食品的加工过程（包括工艺参数、环境监测等）、产品贮存情况及产品的检验批号、检验日期、检验人员、检验方法、检验结果等内容。

14.1.1.3 应如实记录出厂产品的名称、规格、数量、生产日期、生产批号、购货者名称及联系方式、检验合格单、销售日期等内容。

14.1.1.4 应如实记录发生召回的食品名称、批次、规格、数量、发生召回的原因及后续整改方案等内容。

14.1.2 食品原料、食品添加剂和食品包装材料等食品相关产品进货查验记录、食品出厂检验记录应由记录和审核人员复核签名，记录内容应完整。保存期限不得少于 2 年。

14.1.3 应建立客户投诉处理机制。对客户提出的书面或口头意见、投诉，企业相关管理部门应作记录并查找原因，妥善处理。

14.2 应建立文件的管理制度，对文件进行有效管理，确保各相关场所使用的文件均为有效版本。

14.3 鼓励采用先进技术手段（如电子计算机信息系统），进行记录和文件管理。

附录 A　食品加工过程的微生物监控程序指南

注：本附录给出了制定食品加工过程环境微生物监控程序时应当考虑的要点，实际生产中可根据产品特性和生产工艺技术水平等因素参照执行。

A.1 食品加工过程中的微生物监控是确保食品安全的重要手段，是验证或评估目标微生物控制程序的有效性、确保整个食品质量和安全体系持续改进的工具。

A.2 本附录提出了制定食品加工过程微生物监控程序时应考虑的要点。

A.3 食品加工过程的微生物监控，主要包括环境微生物监控和过程产品的微生物监控。环境微生物监控主要用于评判加工过程的卫生控制状况，以及找出可能存在的污染源。通常环境监控对象包括食品接触表面、与食品或食品接触表面邻近的接触表面以及环境空气。过程产品的微生物监控主要用于评估加工过程卫生控制能力和产品卫生状况。

A.4　食品加工过程的微生物监控涵盖了加工过程各个环节的微生物学评估、清洁消毒效果以及微生物控制效果的评价。在制定时应考虑以下内容：

a）加工过程的微生物监控应包括微生物监控指标、取样点、监控频率、取样和检测方法、评判原则以及不符合情况的处理等；

b）加工过程的微生物监控指标：应以能够评估加工环境卫生状况和过程控制能力的指示微生物（如菌落总数、大肠菌群、酵母霉菌或其他指示菌）为主。必要时也可采用致病菌作为监控指标；

c）加工过程微生物监控的取样点：环境监控的取样点应为微生物可能存在或进入而导致污染的地方。可根据相关文献资料确定取样点，也可以根据经验或者积累的历史数据确定取样点。过程产品监控计划的取样点应覆盖整个加工环节中微生物水平可能发生变化且会影响产品安全性和/或食品品质的过程产品，例如微生物控制的关键控制点之后的过程产品。具体可参考表 A.1 中示例；

d）加工过程微生物监控的监控频率：应基于污染可能发生的风险来制定监控频率。可根据相关文献资料，相关经验和专业知识或者积累的历史数据，确定合理的监控频率。具体可参考表 A.1 中示例。加工过程的微生物监控应是动态的，应根据数据变化和加工过程污染风险的高低而有所调整和定期评估。例如：当指示微生物监控结果偏高或者终产品检测出致病菌、或者重大维护施工活动后、或者卫生状况出现下降趋势时等，需要增加取样点和监控频率；当监控结果一直满足要求，可适当减少取样点或者放宽监控频率；

e）取样和检测方法：环境监控通常以涂抹取样为主，过程产品监控通常直接取样。检测方法的选择应基于监控指标进行选择；

f）评判原则：应依据一定的监控指标限值进行评判，监控指标限值可基于微生物控制的效果以及对产品质量和食品安全性的影响来确定；

g）微生物监控的不符合情况处理要求：各监控点的监控结果应当符合监控指标的限值并保持稳定，当出现轻微不符合时，可通过增加取样频次等措施加强监控；当出现严重不符合时，应当立即纠正，同时查找问题原因，以确定是否需要对微生物控制程序采取相应的纠正措施。

表 A. 1 食品加工过程微生物监控示例

监控项目		建议取样点[a]	建议监控微生物[b]	建议监控频率[c]	建议监控指标限值
环境的微生物监控	食品接触表面	食品加工人员的手部、工作服、手套、传送皮带、工器具及其他直接接触食品的设备表面	菌落总数、大肠菌群等	验证清洁效果应在清洁消毒之后，其他可每周、每两周或每月	结合生产实际情况确定监控指标限值
	与食品或食品接触表面邻近的接触表面	设备外表面、支架表面、控制面板、零件车等接触表面	菌落总数、大肠菌群等卫生状况指示微生物，必要时监控致病菌	每两周或每月	结合生产实际情况确定监控指标限值
	加工区域内的环境空气	靠近裸露产品的位置	菌落总数、酵母霉菌等	每周、每两周或每月	结合生产实际情况确定监控指标限值
过程产品的微生物监控		加工环节中微生物水平可能发生变化且会影响食品安全性和（或）食品品质的过程产品	卫生状况指示微生物（如菌落总数、大肠菌群、酵母霉菌或其他指示菌）	开班第一时间生产的产品及之后连续生产过程中每周（或每两周或每月）	结合生产实际情况确定监控指标限值

a 可根据食品特性以及加工过程实际情况选择取样点。

b 可根据需要选择一个或多个卫生指示微生物实施监控。

c 可根据具体取样点的风险确定监控频率。

附录三

中华人民共和国食品安全法

（2009 年 2 月 28 日第十一届全国人民代表大会常务委员会第七次会议通过）

目 录

第一章 总 则

第一条 为保证食品安全，保障公众身体健康和生命安全，制定本法。

第二条 在中华人民共和国境内从事下列活动，应当遵守本法：

（一）食品生产和加工（以下称食品生产），食品流通和餐饮服务（以下称食品经营）；

（二）食品添加剂的生产经营；

（三）用于食品的包装材料、容器、洗涤剂、消毒剂和用于食品生产经营的工具、设备（以下称食品相关产品）的生产经营；

（四）食品生产经营者使用食品添加剂、食品相关产品；

（五）对食品、食品添加剂和食品相关产品的安全管理。

供食用的源于农业的初级产品（以下称食用农产品）的质量安全管理，

遵守《中华人民共和国农产品质量安全法》的规定。但是，制定有关食用农产品的质量安全标准、公布食用农产品安全有关信息，应当遵守本法的有关规定。

第三条　食品生产经营者应当依照法律、法规和食品安全标准从事生产经营活动，对社会和公众负责，保证食品安全，接受社会监督，承担社会责任。

第四条　国务院设立食品安全委员会，其工作职责由国务院规定。

国务院卫生行政部门承担食品安全综合协调职责，负责食品安全风险评估、食品安全标准制定、食品安全信息公布、食品检验机构的资质认定条件和检验规范的制定，组织查处食品安全重大事故。

国务院质量监督、工商行政管理和国家食品药品监督管理部门依照本法和国务院规定的职责，分别对食品生产、食品流通、餐饮服务活动实施监督管理。

第五条　县级以上地方人民政府统一负责、领导、组织、协调本行政区域的食品安全监督管理工作，建立健全食品安全全程监督管理的工作机制；统一领导、指挥食品安全突发事件应对工作；完善、落实食品安全监督管理责任制，对食品安全监督管理部门进行评议、考核。

县级以上地方人民政府依照本法和国务院的规定确定本级卫生行政、农业行政、质量监督、工商行政管理、食品药品监督管理部门的食品安全监督管理职责。有关部门在各自职责范围内负责本行政区域的食品安全监督管理工作。

上级人民政府所属部门在下级行政区域设置的机构应当在所在地人民政府的统一组织、协调下，依法做好食品安全监督管理工作。

第六条　县级以上卫生行政、农业行政、质量监督、工商行政管理、食品药品监督管理部门应当加强沟通、密切配合，按照各自职责分工，依法行使职权，承担责任。

第七条　食品行业协会应当加强行业自律，引导食品生产经营者依法生产经营，推动行业诚信建设，宣传、普及食品安全知识。

第八条　国家鼓励社会团体、基层群众性自治组织开展食品安全法律、法规以及食品安全标准和知识的普及工作，倡导健康的饮食方式，增强消费者食品安全意识和自我保护能力。

新闻媒体应当开展食品安全法律、法规以及食品安全标准和知识的公益宣传，并对违反本法的行为进行舆论监督。

第九条　国家鼓励和支持开展与食品安全有关的基础研究和应用研究，鼓励和支持食品生产经营者为提高食品安全水平采用先进技术和先进管理规范。

第十条 任何组织或者个人有权举报食品生产经营中违反本法的行为，有权向有关部门了解食品安全信息，对食品安全监督管理工作提出意见和建议。

第二章 食品安全风险监测和评估

第十一条 国家建立食品安全风险监测制度，对食源性疾病、食品污染以及食品中的有害因素进行监测。

国务院卫生行政部门会同国务院有关部门制定、实施国家食品安全风险监测计划。省、自治区、直辖市人民政府卫生行政部门根据国家食品安全风险监测计划，结合本行政区域的具体情况，组织制定、实施本行政区域的食品安全风险监测方案。

第十二条 国务院农业行政、质量监督、工商行政管理和国家食品药品监督管理等有关部门获知有关食品安全风险信息后，应当立即向国务院卫生行政部门通报。国务院卫生行政部门会同有关部门对信息核实后，应当及时调整食品安全风险监测计划。

第十三条 国家建立食品安全风险评估制度，对食品、食品添加剂中生物性、化学性和物理性危害进行风险评估。

国务院卫生行政部门负责组织食品安全风险评估工作，成立由医学、农业、食品、营养等方面的专家组成的食品安全风险评估专家委员会进行食品安全风险评估。

对农药、肥料、生长调节剂、兽药、饲料和饲料添加剂等的安全性评估，应当有食品安全风险评估专家委员会的专家参加。

食品安全风险评估应当运用科学方法，根据食品安全风险监测信息、科学数据以及其他有关信息进行。

第十四条 国务院卫生行政部门通过食品安全风险监测或者接到举报发现食品可能存在安全隐患的，应当立即组织进行检验和食品安全风险评估。

第十五条 国务院农业行政、质量监督、工商行政管理和国家食品药品监督管理等有关部门应当向国务院卫生行政部门提出食品安全风险评估的建议，并提供有关信息和资料。

国务院卫生行政部门应当及时向国务院有关部门通报食品安全风险评估的结果。

第十六条 食品安全风险评估结果是制定、修订食品安全标准和对食品安全实施监督管理的科学依据。

　　食品安全风险评估结果得出食品不安全结论的，国务院质量监督、工商行政管理和国家食品药品监督管理部门应当依据各自职责立即采取相应措施，确保该食品停止生产经营，并告知消费者停止食用；需要制定、修订相关食品安全国家标准的，国务院卫生行政部门应当立即制定、修订。

　　第十七条　国务院卫生行政部门应当会同国务院有关部门，根据食品安全风险评估结果、食品安全监督管理信息，对食品安全状况进行综合分析。对经综合分析表明可能具有较高程度安全风险的食品，国务院卫生行政部门应当及时提出食品安全风险警示，并予以公布。

第三章　食品安全标准

　　第十八条　制定食品安全标准，应当以保障公众身体健康为宗旨，做到科学合理、安全可靠。

　　第十九条　食品安全标准是强制执行的标准。除食品安全标准外，不得制定其他的食品强制性标准。

　　第二十条　食品安全标准应当包括下列内容：

　　（一）食品、食品相关产品中的致病性微生物、农药残留、兽药残留、重金属、污染物质以及其他危害人体健康物质的限量规定；

　　（二）食品添加剂的品种、使用范围、用量；

　　（三）专供婴幼儿和其他特定人群的主辅食品的营养成分要求；

　　（四）对与食品安全、营养有关的标签、标识、说明书的要求；

　　（五）食品生产经营过程的卫生要求；

　　（六）与食品安全有关的质量要求；

　　（七）食品检验方法与规程；

　　（八）其他需要制定为食品安全标准的内容。

　　第二十一条　食品安全国家标准由国务院卫生行政部门负责制定、公布，国务院标准化行政部门提供国家标准编号。

　　食品中农药残留、兽药残留的限量规定及其检验方法与规程由国务院卫生行政部门、国务院农业行政部门制定。

　　屠宰畜、禽的检验规程由国务院有关主管部门会同国务院卫生行政部门制定。

　　有关产品国家标准涉及食品安全国家标准规定内容的，应当与食品安全国家标准相一致。

　　第二十二条　国务院卫生行政部门应当对现行的食用农产品质量安全标

准、食品卫生标准、食品质量标准和有关食品的行业标准中强制执行的标准予以整合，统一公布为食品安全国家标准。

本法规定的食品安全国家标准公布前，食品生产经营者应当按照现行食用农产品质量安全标准、食品卫生标准、食品质量标准和有关食品的行业标准生产经营食品。

第二十三条 食品安全国家标准应当经食品安全国家标准审评委员会审查通过。食品安全国家标准审评委员会由医学、农业、食品、营养等方面的专家以及国务院有关部门的代表组成。

制定食品安全国家标准，应当依据食品安全风险评估结果并充分考虑食用农产品质量安全风险评估结果，参照相关的国际标准和国际食品安全风险评估结果，并广泛听取食品生产经营者和消费者的意见。

第二十四条 没有食品安全国家标准的，可以制定食品安全地方标准。

省、自治区、直辖市人民政府卫生行政部门组织制定食品安全地方标准，应当参照执行本法有关食品安全国家标准制定的规定，并报国务院卫生行政部门备案。

第二十五条 企业生产的食品没有食品安全国家标准或者地方标准的，应当制定企业标准，作为组织生产的依据。国家鼓励食品生产企业制定严于食品安全国家标准或者地方标准的企业标准。企业标准应当报省级卫生行政部门备案，在本企业内部适用。

第二十六条 食品安全标准应当供公众免费查阅。

第四章 食品生产经营

第二十七条 食品生产经营应当符合食品安全标准，并符合下列要求：

（一）具有与生产经营的食品品种、数量相适应的食品原料处理和食品加工、包装、贮存等场所，保持该场所环境整洁，并与有毒、有害场所以及其他污染源保持规定的距离；

（二）具有与生产经营的食品品种、数量相适应的生产经营设备或者设施，有相应的消毒、更衣、盥洗、采光、照明、通风、防腐、防尘、防蝇、防鼠、防虫、洗涤以及处理废水、存放垃圾和废弃物的设备或者设施；

（三）有食品安全专业技术人员、管理人员和保证食品安全的规章制度；

（四）具有合理的设备布局和工艺流程，防止待加工食品与直接入口食品、原料与成品交叉污染，避免食品接触有毒物、不洁物；

（五）餐具、饮具和盛放直接入口食品的容器，使用前应当洗净、消毒，炊具、用具用后应当洗净，保持清洁；

（六）贮存、运输和装卸食品的容器、工具和设备应当安全、无害，保持清洁，防止食品污染，并符合保证食品安全所需的温度等特殊要求，不得将食品与有毒、有害物品一同运输；

（七）直接入口的食品应当有小包装或者使用无毒、清洁的包装材料、餐具；

（八）食品生产经营人员应当保持个人卫生，生产经营食品时，应当将手洗净，穿戴清洁的工作衣、帽；销售无包装的直接入口食品时，应当使用无毒、清洁的售货工具；

（九）用水应当符合国家规定的生活饮用水卫生标准；

（十）使用的洗涤剂、消毒剂应当对人体安全、无害；

（十一）法律、法规规定的其他要求。

第二十八条　禁止生产经营下列食品：

（一）用非食品原料生产的食品或者添加食品添加剂以外的化学物质和其他可能危害人体健康物质的食品，或者用回收食品作为原料生产的食品；

（二）致病性微生物、农药残留、兽药残留、重金属、污染物质以及其他危害人体健康的物质含量超过食品安全标准限量的食品；

（三）营养成分不符合食品安全标准的专供婴幼儿和其他特定人群的主辅食品；

（四）腐败变质、油脂酸败、霉变生虫、污秽不洁、混有异物、掺假掺杂或者感官性状异常的食品；

（五）病死、毒死或者死因不明的禽、畜、兽、水产动物肉类及其制品；

（六）未经动物卫生监督机构检疫或者检疫不合格的肉类，或者未经检验或者检验不合格的肉类制品；

（七）被包装材料、容器、运输工具等污染的食品；

（八）超过保质期的食品；

（九）无标签的预包装食品；

（十）国家为防病等特殊需要明令禁止生产经营的食品；

（十一）其他不符合食品安全标准或者要求的食品。

第二十九条　国家对食品生产经营实行许可制度。从事食品生产、食品流通、餐饮服务，应当依法取得食品生产许可、食品流通许可、餐饮服务许可。

取得食品生产许可的食品生产者在其生产场所销售其生产的食品，不需要取得食品流通的许可；取得餐饮服务许可的餐饮服务提供者在其餐饮服务场所出售其制作加工的食品，不需要取得食品生产和流通的许可；农民个人销售其自产的食用农产品，不需要取得食品流通的许可。

食品生产加工小作坊和食品摊贩从事食品生产经营活动，应当符合本法规定的与其生产经营规模、条件相适应的食品安全要求，保证所生产经营的食品卫生、无毒、无害，有关部门应当对其加强监督管理，具体管理办法由省、自治区、直辖市人民代表大会常务委员会依照本法制定。

第三十条　县级以上地方人民政府鼓励食品生产加工小作坊改进生产条件；鼓励食品摊贩进入集中交易市场、店铺等固定场所经营。

第三十一条　县级以上质量监督、工商行政管理、食品药品监督管理部门应当依照《中华人民共和国行政许可法》的规定，审核申请人提交的本法第二十七条第一项至第四项规定要求的相关资料，必要时对申请人的生产经营场所进行现场核查；对符合规定条件的，决定准予许可；对不符合规定条件的，决定不予许可并书面说明理由。

第三十二条　食品生产经营企业应当建立健全本单位的食品安全管理制度，加强对职工食品安全知识的培训，配备专职或者兼职食品安全管理人员，做好对所生产经营食品的检验工作，依法从事食品生产经营活动。

第三十三条　国家鼓励食品生产经营企业符合良好生产规范要求，实施危害分析与关键控制点体系，提高食品安全管理水平。

对通过良好生产规范、危害分析与关键控制点体系认证的食品生产经营企业，认证机构应当依法实施跟踪调查；对不再符合认证要求的企业，应当依法撤销认证，及时向有关质量监督、工商行政管理、食品药品监督管理部门通报，并向社会公布。认证机构实施跟踪调查不收取任何费用。

第三十四条　食品生产经营者应当建立并执行从业人员健康管理制度。患有痢疾、伤寒、病毒性肝炎等消化道传染病的人员，以及患有活动性肺结核、化脓性或者渗出性皮肤病等有碍食品安全的疾病的人员，不得从事接触直接入口食品的工作。

食品生产经营人员每年应当进行健康检查，取得健康证明后方可参加工作。

第三十五条　食用农产品生产者应当依照食品安全标准和国家有关规定使用农药、肥料、生长调节剂、兽药、饲料和饲料添加剂等农业投入品。食用农产品的生产企业和农民专业合作经济组织应当建立食用农产品生产记录制度。

县级以上农业行政部门应当加强对农业投入品使用的管理和指导，建立健全农业投入品的安全使用制度。

第三十六条 食品生产者采购食品原料、食品添加剂、食品相关产品，应当查验供货者的许可证和产品合格证明文件；对无法提供合格证明文件的食品原料，应当依照食品安全标准进行检验；不得采购或者使用不符合食品安全标准的食品原料、食品添加剂、食品相关产品。

食品生产企业应当建立食品原料、食品添加剂、食品相关产品进货查验记录制度，如实记录食品原料、食品添加剂、食品相关产品的名称、规格、数量、供货者名称及联系方式、进货日期等内容。

食品原料、食品添加剂、食品相关产品进货查验记录应当真实，保存期限不得少于二年。

第三十七条 食品生产企业应当建立食品出厂检验记录制度，查验出厂食品的检验合格证和安全状况，并如实记录食品的名称、规格、数量、生产日期、生产批号、检验合格证号、购货者名称及联系方式、销售日期等内容。

食品出厂检验记录应当真实，保存期限不得少于二年。

第三十八条 食品、食品添加剂和食品相关产品的生产者，应当依照食品安全标准对所生产的食品、食品添加剂和食品相关产品进行检验，检验合格后方可出厂或者销售。

第三十九条 食品经营者采购食品，应当查验供货者的许可证和食品合格的证明文件。

食品经营企业应当建立食品进货查验记录制度，如实记录食品的名称、规格、数量、生产批号、保质期、供货者名称及联系方式、进货日期等内容。

食品进货查验记录应当真实，保存期限不得少于二年。

实行统一配送经营方式的食品经营企业，可以由企业总部统一查验供货者的许可证和食品合格的证明文件，进行食品进货查验记录。

第四十条 食品经营者应当按照保证食品安全的要求贮存食品，定期检查库存食品，及时清理变质或者超过保质期的食品。

第四十一条 食品经营者贮存散装食品，应当在贮存位置标明食品的名称、生产日期、保质期、生产者名称及联系方式等内容。

食品经营者销售散装食品，应当在散装食品的容器、外包装上标明食品的名称、生产日期、保质期、生产经营者名称及联系方式等内容。

第四十二条 预包装食品的包装上应当有标签。标签应当标明下列事项：

（一）名称、规格、净含量、生产日期；

（二）成分或者配料表；

（三）生产者的名称、地址、联系方式；

（四）保质期；

（五）产品标准代号；

（六）贮存条件；

（七）所使用的食品添加剂在国家标准中的通用名称；

（八）生产许可证编号；

（九）法律、法规或者食品安全标准规定必须标明的其他事项。

专供婴幼儿和其他特定人群的主辅食品，其标签还应当标明主要营养成分及其含量。

第四十三条　国家对食品添加剂的生产实行许可制度。申请食品添加剂生产许可的条件、程序，按照国家有关工业产品生产许可证管理的规定执行。

第四十四条　申请利用新的食品原料从事食品生产或者从事食品添加剂新品种、食品相关产品新品种生产活动的单位或者个人，应当向国务院卫生行政部门提交相关产品的安全性评估材料。国务院卫生行政部门应当自收到申请之日起六十日内组织对相关产品的安全性评估材料进行审查；对符合食品安全要求的，依法决定准予许可并予以公布；对不符合食品安全要求的，决定不予许可并书面说明理由。

第四十五条　食品添加剂应当在技术上确有必要且经过风险评估证明安全可靠，方可列入允许使用的范围。国务院卫生行政部门应当根据技术必要性和食品安全风险评估结果，及时对食品添加剂的品种、使用范围、用量的标准进行修订。

第四十六条　食品生产者应当依照食品安全标准关于食品添加剂的品种、使用范围、用量的规定使用食品添加剂；不得在食品生产中使用食品添加剂以外的化学物质和其他可能危害人体健康的物质。

第四十七条　食品添加剂应当有标签、说明书和包装。标签、说明书应当载明本法第四十二条第一款第一项至第六项、第八项、第九项规定的事项，以及食品添加剂的使用范围、用量、使用方法，并在标签上载明"食品添加剂"字样。

第四十八条　食品和食品添加剂的标签、说明书，不得含有虚假、夸大的内容，不得涉及疾病预防、治疗功能。生产者对标签、说明书上所载明的内容负责。

食品和食品添加剂的标签、说明书应当清楚、明显，容易辨识。

食品和食品添加剂与其标签、说明书所载明的内容不符的，不得上市销售。

第四十九条　食品经营者应当按照食品标签标示的警示标志、警示说明或者注意事项的要求，销售预包装食品。

第五十条　生产经营的食品中不得添加药品，但是可以添加按照传统既是食品又是中药材的物质。按照传统既是食品又是中药材的物质的目录由国务院卫生行政部门制定、公布。

第五十一条　国家对声称具有特定保健功能的食品实行严格监管。有关监督管理部门应当依法履职，承担责任。具体管理办法由国务院规定。

声称具有特定保健功能的食品不得对人体产生急性、亚急性或者慢性危害，其标签、说明书不得涉及疾病预防、治疗功能，内容必须真实，应当载明适宜人群、不适宜人群、功效成分或者标志性成分及其含量等；产品的功能和成分必须与标签、说明书相一致。

第五十二条　集中交易市场的开办者、柜台出租者和展销会举办者，应当审查入场食品经营者的许可证，明确入场食品经营者的食品安全管理责任，定期对入场食品经营者的经营环境和条件进行检查，发现食品经营者有违反本法规定的行为的，应当及时制止并立即报告所在地县级工商行政管理部门或者食品药品监督管理部门。

集中交易市场的开办者、柜台出租者和展销会举办者未履行前款规定义务，本市场发生食品安全事故的，应当承担连带责任。

第五十三条　国家建立食品召回制度。食品生产者发现其生产的食品不符合食品安全标准，应当立即停止生产，召回已经上市销售的食品，通知相关生产经营者和消费者，并记录召回和通知情况。

食品经营者发现其经营的食品不符合食品安全标准，应当立即停止经营，通知相关生产经营者和消费者，并记录停止经营和通知情况。食品生产者认为应当召回的，应当立即召回。

食品生产者应当对召回的食品采取补救、无害化处理、销毁等措施，并将食品召回和处理情况向县级以上质量监督部门报告。

食品生产经营者未依照本条规定召回或者停止经营不符合食品安全标准的食品的，县级以上质量监督、工商行政管理、食品药品监督管理部门可以责令其召回或者停止经营。

第五十四条　食品广告的内容应当真实合法，不得含有虚假、夸大的内容，不得涉及疾病预防、治疗功能。

食品安全监督管理部门或者承担食品检验职责的机构、食品行业协会、消费者协会不得以广告或者其他形式向消费者推荐食品。

第五十五条 社会团体或者其他组织、个人在虚假广告中向消费者推荐食品，使消费者的合法权益受到损害的，与食品生产经营者承担连带责任。

第五十六条 地方各级人民政府鼓励食品规模化生产和连锁经营、配送。

第五章 食品检验

第五十七条 食品检验机构按照国家有关认证认可的规定取得资质认定后，方可从事食品检验活动。但是，法律另有规定的除外。

食品检验机构的资质认定条件和检验规范，由国务院卫生行政部门规定。

本法施行前经国务院有关主管部门批准设立或者经依法认定的食品检验机构，可以依照本法继续从事食品检验活动。

第五十八条 食品检验由食品检验机构指定的检验人独立进行。

检验人应当依照有关法律、法规的规定，并依照食品安全标准和检验规范对食品进行检验，尊重科学，恪守职业道德，保证出具的检验数据和结论客观、公正，不得出具虚假的检验报告。

第五十九条 食品检验实行食品检验机构与检验人负责制。食品检验报告应当加盖食品检验机构公章，并有检验人的签名或者盖章。食品检验机构和检验人对出具的食品检验报告负责。

第六十条 食品安全监督管理部门对食品不得实施免检。

县级以上质量监督、工商行政管理、食品药品监督管理部门应当对食品进行定期或者不定期的抽样检验。进行抽样检验，应当购买抽取的样品，不收取检验费和其他任何费用。

县级以上质量监督、工商行政管理、食品药品监督管理部门在执法工作中需要对食品进行检验的，应当委托符合本法规定的食品检验机构进行，并支付相关费用。对检验结论有异议的，可以依法进行复检。

第六十一条 食品生产经营企业可以自行对所生产的食品进行检验，也可以委托符合本法规定的食品检验机构进行检验。

食品行业协会等组织、消费者需要委托食品检验机构对食品进行检验的，应当委托符合本法规定的食品检验机构进行。

第六章 食品进出口

第六十二条 进口的食品、食品添加剂以及食品相关产品应当符合我国食品安全国家标准。

进口的食品应当经出入境检验检疫机构检验合格后，海关凭出入境检验检疫机构签发的通关证明放行。

第六十三条 进口尚无食品安全国家标准的食品，或者首次进口食品添加剂新品种、食品相关产品新品种，进口商应当向国务院卫生行政部门提出申请并提交相关的安全性评估材料。国务院卫生行政部门依照本法第四十四条的规定作出是否准予许可的决定，并及时制定相应的食品安全国家标准。

第六十四条 境外发生的食品安全事件可能对我国境内造成影响，或者在进口食品中发现严重食品安全问题的，国家出入境检验检疫部门应当及时采取风险预警或者控制措施，并向国务院卫生行政、农业行政、工商行政管理和国家食品药品监督管理部门通报。接到通报的部门应当及时采取相应措施。

第六十五条 向我国境内出口食品的出口商或者代理商应当向国家出入境检验检疫部门备案。向我国境内出口食品的境外食品生产企业应当经国家出入境检验检疫部门注册。

国家出入境检验检疫部门应当定期公布已经备案的出口商、代理商和已经注册的境外食品生产企业名单。

第六十六条 进口的预包装食品应当有中文标签、中文说明书。标签、说明书应当符合本法以及我国其他有关法律、行政法规的规定和食品安全国家标准的要求，载明食品的原产地以及境内代理商的名称、地址、联系方式。预包装食品没有中文标签、中文说明书或者标签、说明书不符合本条规定的，不得进口。

第六十七条 进口商应当建立食品进口和销售记录制度，如实记录食品的名称、规格、数量、生产日期、生产或者进口批号、保质期、出口商和购货者名称及联系方式、交货日期等内容。

食品进口和销售记录应当真实，保存期限不得少于二年。

第六十八条 出口的食品由出入境检验检疫机构进行监督、抽检，海关凭出入境检验检疫机构签发的通关证明放行。

出口食品生产企业和出口食品原料种植、养殖场应当向国家出入境检验检疫部门备案。

第六十九条 国家出入境检验检疫部门应当收集、汇总进出口食品安全信息，并及时通报相关部门、机构和企业。

国家出入境检验检疫部门应当建立进出口食品的进口商、出口商和出口食品生产企业的信誉记录，并予以公布。对有不良记录的进口商、出口商和出口食品生产企业，应当加强对其进出口食品的检验检疫。

第七章 食品安全事故处置

第七十条 国务院组织制定国家食品安全事故应急预案。

县级以上地方人民政府应当根据有关法律、法规的规定和上级人民政府的食品安全事故应急预案以及本地区的实际情况，制定本行政区域的食品安全事故应急预案，并报上一级人民政府备案。

食品生产经营企业应当制定食品安全事故处置方案，定期检查本企业各项食品安全防范措施的落实情况，及时消除食品安全事故隐患。

第七十一条 发生食品安全事故的单位应当立即予以处置，防止事故扩大。事故发生单位和接收病人进行治疗的单位应当及时向事故发生地县级卫生行政部门报告。

农业行政、质量监督、工商行政管理、食品药品监督管理部门在日常监督管理中发现食品安全事故，或者接到有关食品安全事故的举报，应当立即向卫生行政部门通报。

发生重大食品安全事故的，接到报告的县级卫生行政部门应当按照规定向本级人民政府和上级人民政府卫生行政部门报告。县级人民政府和上级人民政府卫生行政部门应当按照规定上报。

任何单位或者个人不得对食品安全事故隐瞒、谎报、缓报，不得毁灭有关证据。

第七十二条 县级以上卫生行政部门接到食品安全事故的报告后，应当立即会同有关农业行政、质量监督、工商行政管理、食品药品监督管理部门进行调查处理，并采取下列措施，防止或者减轻社会危害：

（一）开展应急救援工作，对因食品安全事故导致人身伤害的人员，卫生行政部门应当立即组织救治；

（二）封存可能导致食品安全事故的食品及其原料，并立即进行检验；对确认属于被污染的食品及其原料，责令食品生产经营者依照本法第五十三条的规定予以召回、停止经营并销毁；

（三）封存被污染的食品用工具及用具，并责令进行清洗消毒；

（四）做好信息发布工作，依法对食品安全事故及其处理情况进行发布，并对可能产生的危害加以解释、说明。

发生重大食品安全事故的，县级以上人民政府应当立即成立食品安全事故处置指挥机构，启动应急预案，依照前款规定进行处置。

第七十三条 发生重大食品安全事故，设区的市级以上人民政府卫生行政部门应当立即会同有关部门进行事故责任调查，督促有关部门履行职责，向本级人民政府提出事故责任调查处理报告。

重大食品安全事故涉及两个以上省、自治区、直辖市的，由国务院卫生行政部门依照前款规定组织事故责任调查。

第七十四条　发生食品安全事故，县级以上疾病预防控制机构应当协助卫生行政部门和有关部门对事故现场进行卫生处理，并对与食品安全事故有关的因素开展流行病学调查。

第七十五条　调查食品安全事故，除了查明事故单位的责任，还应当查明负有监督管理和认证职责的监督管理部门、认证机构的工作人员失职、渎职情况。

第八章　监督管理

第七十六条　县级以上地方人民政府组织本级卫生行政、农业行政、质量监督、工商行政管理、食品药品监督管理部门制定本行政区域的食品安全年度监督管理计划，并按照年度计划组织开展工作。

第七十七条　县级以上质量监督、工商行政管理、食品药品监督管理部门履行各自食品安全监督管理职责，有权采取下列措施：

（一）进入生产经营场所实施现场检查；

（二）对生产经营的食品进行抽样检验；

（三）查阅、复制有关合同、票据、账簿以及其他有关资料；

（四）查封、扣押有证据证明不符合食品安全标准的食品，违法使用的食品原料、食品添加剂、食品相关产品，以及用于违法生产经营或者被污染的工具、设备；

（五）查封违法从事食品生产经营活动的场所。

县级以上农业行政部门应当依照《中华人民共和国农产品质量安全法》规定的职责，对食用农产品进行监督管理。

第七十八条　县级以上质量监督、工商行政管理、食品药品监督管理部门对食品生产经营者进行监督检查，应当记录监督检查的情况和处理结果。监督检查记录经监督检查人员和食品生产经营者签字后归档。

第七十九条　县级以上质量监督、工商行政管理、食品药品监督管理部门应当建立食品生产经营者食品安全信用档案，记录许可颁发、日常监督检查结果、违法行为查处等情况；根据食品安全信用档案的记录，对有不良信用记录的食品生产经营者增加监督检查频次。

第八十条　县级以上卫生行政、质量监督、工商行政管理、食品药品监督管理部门接到咨询、投诉、举报,对属于本部门职责的,应当受理,并及时进行答复、核实、处理;对不属于本部门职责的,应当书面通知并移交有权处理的部门处理。有权处理的部门应当及时处理,不得推诿;属于食品安全事故的,依照本法第七章有关规定进行处置。

第八十一条　县级以上卫生行政、质量监督、工商行政管理、食品药品监督管理部门应当按照法定权限和程序履行食品安全监督管理职责;对生产经营者的同一违法行为,不得给予二次以上罚款的行政处罚;涉嫌犯罪的,应当依法向公安机关移送。

第八十二条　国家建立食品安全信息统一公布制度。下列信息由国务院卫生行政部门统一公布:

(一)国家食品安全总体情况;

(二)食品安全风险评估信息和食品安全风险警示信息;

(三)重大食品安全事故及其处理信息;

(四)其他重要的食品安全信息和国务院确定的需要统一公布的信息。

前款第二项、第三项规定的信息,其影响限于特定区域的,也可以由有关省、自治区、直辖市人民政府卫生行政部门公布。县级以上农业行政、质量监督、工商行政管理、食品药品监督管理部门依据各自职责公布食品安全日常监督管理信息。

食品安全监督管理部门公布信息,应当做到准确、及时、客观。

第八十三条　县级以上地方卫生行政、农业行政、质量监督、工商行政管理、食品药品监督管理部门获知本法第八十二条第一款规定的需要统一公布的信息,应当向上级主管部门报告,由上级主管部门立即报告国务院卫生行政部门;必要时,可以直接向国务院卫生行政部门报告。

县级以上卫生行政、农业行政、质量监督、工商行政管理、食品药品监督管理部门应当相互通报获知的食品安全信息。

第九章　法律责任

第八十四条　违反本法规定,未经许可从事食品生产经营活动,或者未经许可生产食品添加剂的,由有关主管部门按照各自职责分工,没收违法所得、违法生产经营的食品、食品添加剂和用于违法生产经营的工具、设备、原料等物品;违法生产经营的食品、食品添加剂货值金额不足一万元的,并处二千元以上五万元以下罚款;货值金额一万元以上的,并处货值金额五倍以上十倍以下罚款。

第八十五条　违反本法规定，有下列情形之一的，由有关主管部门按照各自职责分工，没收违法所得、违法生产经营的食品和用于违法生产经营的工具、设备、原料等物品；违法生产经营的食品货值金额不足一万元的，并处二千元以上五万元以下罚款；货值金额一万元以上的，并处货值金额五倍以上十倍以下罚款；情节严重的，吊销许可证：

（一）用非食品原料生产食品或者在食品中添加食品添加剂以外的化学物质和其他可能危害人体健康的物质，或者用回收食品作为原料生产食品；

（二）生产经营致病性微生物、农药残留、兽药残留、重金属、污染物质以及其他危害人体健康的物质含量超过食品安全标准限量的食品；

（三）生产经营营养成分不符合食品安全标准的专供婴幼儿和其他特定人群的主辅食品；

（四）经营腐败变质、油脂酸败、霉变生虫、污秽不洁、混有异物、掺假掺杂或者感官性状异常的食品；

（五）经营病死、毒死或者死因不明的禽、畜、兽、水产动物肉类，或者生产经营病死、毒死或者死因不明的禽、畜、兽、水产动物肉类的制品；

（六）经营未经动物卫生监督机构检疫或者检疫不合格的肉类，或者生产经营未经检验或者检验不合格的肉类制品；

（七）经营超过保质期的食品；

（八）生产经营国家为防病等特殊需要明令禁止生产经营的食品；

（九）利用新的食品原料从事食品生产或者从事食品添加剂新品种、食品相关产品新品种生产，未经过安全性评估；

（十）食品生产经营者在有关主管部门责令其召回或者停止经营不符合食品安全标准的食品后，仍拒不召回或者停止经营的。

第八十六条　违反本法规定，有下列情形之一的，由有关主管部门按照各自职责分工，没收违法所得、违法生产经营的食品和用于违法生产经营的工具、设备、原料等物品；违法生产经营的食品货值金额不足一万元的，并处二千元以上五万元以下罚款；货值金额一万元以上的，并处货值金额二倍以上五倍以下罚款；情节严重的，责令停产停业，直至吊销许可证：

（一）经营被包装材料、容器、运输工具等污染的食品；

（二）生产经营无标签的预包装食品、食品添加剂或者标签、说明书不符合本法规定的食品、食品添加剂；

（三）食品生产者采购、使用不符合食品安全标准的食品原料、食品添加剂、食品相关产品；

（四）食品生产经营者在食品中添加药品。

第八十七条　违反本法规定，有下列情形之一的，由有关主管部门按照各自职责分工，责令改正，给予警告；拒不改正的，处二千元以上二万元以下罚款；情节严重的，责令停产停业，直至吊销许可证：

（一）未对采购的食品原料和生产的食品、食品添加剂、食品相关产品进行检验；

（二）未建立并遵守查验记录制度、出厂检验记录制度；

（三）制定食品安全企业标准未依照本法规定备案；

（四）未按规定要求贮存、销售食品或者清理库存食品；

（五）进货时未查验许可证和相关证明文件；

（六）生产的食品、食品添加剂的标签、说明书涉及疾病预防、治疗功能；

（七）安排患有本法第三十四条所列疾病的人员从事接触直接入口食品的工作。

第八十八条　违反本法规定，事故单位在发生食品安全事故后未进行处置、报告的，由有关主管部门按照各自职责分工，责令改正，给予警告；毁灭有关证据的，责令停产停业，并处二千元以上十万元以下罚款；造成严重后果的，由原发证部门吊销许可证。

第八十九条　违反本法规定，有下列情形之一的，依照本法第八十五条的规定给予处罚：

（一）进口不符合我国食品安全国家标准的食品；

（二）进口尚无食品安全国家标准的食品，或者首次进口食品添加剂新品种、食品相关产品新品种，未经过安全性评估；

（三）出口商未遵守本法的规定出口食品。

违反本法规定，进口商未建立并遵守食品进口和销售记录制度的，依照本法第八十七条的规定给予处罚。

第九十条　违反本法规定，集中交易市场的开办者、柜台出租者、展销会的举办者允许未取得许可的食品经营者进入市场销售食品，或者未履行检查、报告等义务的，由有关主管部门按照各自职责分工，处二千元以上五万元以下罚款；造成严重后果的，责令停业，由原发证部门吊销许可证。

第九十一条　违反本法规定，未按照要求进行食品运输的，由有关主管部门按照各自职责分工，责令改正，给予警告；拒不改正的，责令停产停业，并处二千元以上五万元以下罚款；情节严重的，由原发证部门吊销许可证。

第九十二条　被吊销食品生产、流通或者餐饮服务许可证的单位，其直接负责的主管人员自处罚决定作出之日起五年内不得从事食品生产经营管理工作。

食品生产经营者聘用不得从事食品生产经营管理工作的人员从事管理工作的，由原发证部门吊销许可证。

第九十三条　违反本法规定，食品检验机构、食品检验人员出具虚假检验报告的，由授予其资质的主管部门或者机构撤销该检验机构的检验资格；依法对检验机构直接负责的主管人员和食品检验人员给予撤职或者开除的处分。

违反本法规定，受到刑事处罚或者开除处分的食品检验机构人员，自刑罚执行完毕或者处分决定作出之日起十年内不得从事食品检验工作。食品检验机构聘用不得从事食品检验工作的人员的，由授予其资质的主管部门或者机构撤销该检验机构的检验资格。

第九十四条　违反本法规定，在广告中对食品质量作虚假宣传，欺骗消费者的，依照《中华人民共和国广告法》的规定给予处罚。

违反本法规定，食品安全监督管理部门或者承担食品检验职责的机构、食品行业协会、消费者协会以广告或者其他形式向消费者推荐食品的，由有关主管部门没收违法所得，依法对直接负责的主管人员和其他直接责任人员给予记大过、降级或者撤职的处分。

第九十五条　违反本法规定，县级以上地方人民政府在食品安全监督管理中未履行职责，本行政区域出现重大食品安全事故、造成严重社会影响的，依法对直接负责的主管人员和其他直接责任人员给予记大过、降级、撤职或者开除的处分。

违反本法规定，县级以上卫生行政、农业行政、质量监督、工商行政管理、食品药品监督管理部门或者其他有关行政部门不履行本法规定的职责或者滥用职权、玩忽职守、徇私舞弊的，依法对直接负责的主管人员和其他直接责任人员给予记大过或者降级的处分；造成严重后果的，给予撤职或者开除的处分；其主要负责人应当引咎辞职。

第九十六条　违反本法规定，造成人身、财产或者其他损害的，依法承担赔偿责任。

生产不符合食品安全标准的食品或者销售明知是不符合食品安全标准的食品，消费者除要求赔偿损失外，还可以向生产者或者销售者要求支付价款十倍的赔偿金。

第九十七条　违反本法规定，应当承担民事赔偿责任和缴纳罚款、罚金，其财产不足以同时支付时，先承担民事赔偿责任。

第九十八条　违反本法规定，构成犯罪的，依法追究刑事责任。

第十章 附 则

第九十九条 本法下列用语的含义：

食品，指各种供人食用或者饮用的成品和原料以及按照传统既是食品又是药品的物品，但是不包括以治疗为目的的物品。

食品安全，指食品无毒、无害，符合应当有的营养要求，对人体健康不造成任何急性、亚急性或者慢性危害。

预包装食品，指预先定量包装或者制作在包装材料和容器中的食品。

食品添加剂，指为改善食品品质和色、香、味以及为防腐、保鲜和加工工艺的需要而加入食品中的人工合成或者天然物质。

用于食品的包装材料和容器，指包装、盛放食品或者食品添加剂用的纸、竹、木、金属、搪瓷、陶瓷、塑料、橡胶、天然纤维、化学纤维、玻璃等制品和直接接触食品或者食品添加剂的涂料。

用于食品生产经营的工具、设备，指在食品或者食品添加剂生产、流通、使用过程中直接接触食品或者食品添加剂的机械、管道、传送带、容器、用具、餐具等。

用于食品的洗涤剂、消毒剂，指直接用于洗涤或者消毒食品、餐饮具以及直接接触食品的工具、设备或者食品包装材料和容器的物质。

保质期，指预包装食品在标签指明的贮存条件下保持品质的期限。

食源性疾病，指食品中致病因素进入人体引起的感染性、中毒性等疾病。

食物中毒，指食用了被有毒有害物质污染的食品或者食用了含有毒有害物质的食品后出现的急性、亚急性疾病。

食品安全事故，指食物中毒、食源性疾病、食品污染等源于食品，对人体健康有危害或者可能有危害的事故。

第一百条 食品生产经营者在本法施行前已经取得相应许可证的，该许可证继续有效。

第一百零一条 乳品、转基因食品、生猪屠宰、酒类和食盐的食品安全管理，适用本法；法律、行政法规另有规定的，依照其规定。

第一百零二条 铁路运营中食品安全的管理办法由国务院卫生行政部门会同国务院有关部门依照本法制定。

军队专用食品和自供食品的食品安全管理办法由中央军事委员会依照本法制定。

第一百零三条 国务院根据实际需要，可以对食品安全监督管理体制作出调整。

第一百零四条 本法自 2009 年 6 月 1 日起施行。《中华人民共和国食品卫生法》同时废止。

附录四

能量和蛋白质的 RNIs 及脂肪供能比

年龄/岁		能量				蛋白质		脂肪
		RNI/MJ		RNI/kcal		RNI/g		占能量
		男	女	男	女	男	女	百分比/%
0 ~		0.4MJ/		95kcal*		1.5 ~		45 ~ 50
0.5 ~		(kg · d)ᵃ		/ (kg · d)ᵃ		3g/ (kg · d)		35 ~ 40
1 ~		4.60	4.40	1100	1050	35	35	
2 ~		5.02	4.81	1200	1150	40	40	30 ~ 35
3 ~		5.64	5.43	1350	1300	45	45	
4 ~		6.06	5.83	1450	1400	50	50	
5 ~		6.70	6.27	1600	1500	55	55	
6 ~		7.10	6.67	1700	1600	55	55	
7 ~		7.53	7.10	1800	1700	60	60	25 ~ 30
8 ~		7.94	7.53	1900	1800	65	65	
9 ~		8.36	7.94	2000	1900	65	65	
10 ~		8.80	8.36	2100	2000	70	65	
11 ~		10.04	9.20	2400	2200	75	75	
14 ~		12.00	9.62	2900	2400	85	80	
18 ~								20 ~ 30
体力活动水平 PAL	轻	10.03	8.80	2400	2100	75	65	
	中	11.29	9.62	2700	2300	80	70	
	重	13.38	11.30	3200	2700	90	80	
孕妇	早期		+0.84		+200		+5	
	中期		+0.84		+200		+15	
	晚期		+0.84		+200		+20	
乳母			+2.09		+500		+20	
50 ~								20 ~ 30
体力活动水平 PAL	轻	9.62	8.00	2300	1900	75	65	
	中	10.87	8.36	2600	2000	80	70	
	重	13.00	9.20	3100	2200	90	90	
60 ~						75	65	20 ~ 30
体力活动水平 PAL	轻	7.94	7.53	1900	1800			
	中	9.20	8.36	2200	2000			
70 ~						75	65	20 ~ 30
体力活动水平 PAL	轻	7.94	7.10	1900	1700			
	中	8.80	8.00	2100	1900			
80 ~		7.74	7.10	1900	1700	75	65	20 ~ 30

注：a 为 AI 值，非母乳喂养增加 20%；* 1kcal = 4.185kJ

附录五

脂溶性维生素和水溶性维生素的 RNIs 或 AIs

年龄/岁	维生素A RNI/μgRE	维生素D RNI/μg	维生素E AI/mgα-TE*	维生素B₁ RNI/mg	维生素B₂ RNI/mg	维生素B₆ AI/mg	维生素B₁₂ AI/μg	维生素C RNI/mg	泛酸 AI/mg	叶酸 RNI/μgDFE	烟酸 RNI/mgNE	胆碱 AI/mg	生物素 AI/mg
0~	400(AI)	10	3	0.2(AI)	0.4(AI)	0.1	0.4	40	1.7	65(AI)	2(AI)	100	5
0.5~	400(AI)	10	3	0.3(AI)	0.5(AI)	0.3	0.5	50	1.8	80(AI)	3(AI)	150	6
1~	500	10	4	0.6	0.6	0.5	0.9	60	2.0	150	6	200	8
4~	600	10	5	0.7	0.7	0.6	1.2	70	3.0	200	7	250	12
7~	700	10	7	0.9	1.0	0.7	1.2	80	4.0	200	9	300	16
11~	700	5	10	1.2	1.2	0.9	1.8	90	5.0	300	12	350	20
	男 / 女			男 / 女	男 / 女						男 / 女		
14~	800 / 700	5	14	1.5 / 1.2	1.5 / 1.2	1.1	2.4	100	5.0	400	15 / 12	450	25
18~	800 / 700	5	14	1.4 / 1.3	1.4 / 1.2	1.2	2.4	100	5.0	400	14 / 13	500	30
50~	800 / 700	10	14	1.3	1.4	1.5	2.4	100	5.0	400	13	500	30
孕妇 早期	800	5	14	1.5	1.7	1.9	2.6	100	6.0	600	15	500	30
孕妇 中期	900	10	14	1.5	1.7	1.9	2.6	130	6.0	600	15	500	30
孕妇 晚期	900	10	14	1.5	1.7	1.9	2.6	130	6.0	600	15	500	30
乳母	1200	10	14	1.8	1.7	1.9	2.8	130	7.0	500	18	500	35

*α-TE=α-生育酚当量。

附录六

常量和微量元素的 RNIs 或 AIs

年龄/岁	钙 Ca AI/mg	磷 P AI/mg	钾 K AI/mg	钠 Na AI/mg	镁 Mg AI/mg	铁 Fe AI/mg 男	女	碘 I RNI/μg	锌 Zn RNI/mg 男	女	硒 Se RNI/μg	铜 Cu AI/mg	氟 F AI/μg	铬 Cr AI/μg	锰 Mn AI/mg	钼 Mo AI/μg
0 ~	300	150	500	200	30	0.3		50	1.5		15(AI)	0.4	0.1	10		
0.5 ~	400	300	700	500	70	10		50	8.0		20(AI)	0.6	0.4	15		
1 ~	600	450	1000	650	100	12		50	9.0		20	0.8	0.6	20		15
4 ~	800	500	1500	900	150	12		90	12.0		25	1.0	0.8	30		20
7 ~	800	700	1500	1000	250	12		90	13.5		35	1.2	1.0	30		30
11 ~	1000	1000	1500	1200	350	16	18	120	18.0	15.0	45	1.8	1.2	40		50
14 ~	1000	1000	2000	1800	350	20	25	150	19.0	15.5	50	2.0	1.4	40		50
18 ~	800	700	2000	2200	350	15	20	150	15.0	11.5	50	2.0	1.5	50	3.5	60
50 ~	1000	700	2000	2200	350	15		150	11.5		50	2.0	1.5	50	3.5	60
孕妇 早期	800	700	2500	2200	400	15		200	11.5		50					
中期	1000	700	2500	2200	400	25		200	16.5		50					
晚期	1200	700	2500	2200	400	35		200	16.5		50					
乳母	1200	700	2500	2200	400	25		200	21.5		65					

注:凡表中数字空缺处表示未制定该参考值。

附录七

常见食物一般营养成分表（100g 食部质量）

类别	名称	食部/%	能量/kcal	水分/g	蛋白质/g	脂肪/g	膳食纤维/g	碳水化合物/g	胡萝卜素或维生素A/μg	视黄醇当量/μg	硫胺素/mg	核黄素/mg	烟酸/mg	维生素E/mg	钙/mg	铁/mg	锌/mg	硒/μg	钠/mg
粮谷类	面粉	100	344	12.7	11.2	1.5	2.1	71.5	1	12.7	0.28	0.08	2.0	1.8	31	3.5	1.64	5.36	3.1
	稻米	100	343	13.7	7.7	0.6	0.6	76.8	0.6	13.3	0.16	0.08	1.3	1.01	11	1.1	1.45	2.50	11
	糯米	100	348	12.6	7.3	1.0	0.8	77.5	0.8	12.6	0.11	0.04	2.3	1.29	26	1.4	1.54	2.71	1.5
	小米	100	358	11.6	9.0	3.1	1.6	73.5	100	17	0.33	0.10	1.5	3.63	41	5.1	1.87	4.74	4.3
	玉米面	100	340	12.1	8.1	3.3	5.6	69.6	40	7	0.26	0.09	2.3	3.80	22	3.2	1.42	2.49	2.3
豆及豆制品类	黄豆	100	359	10.2	35.1	16.0	15.5	18.6	220	37	0.41	0.20	2.1	18.90	191	8.2	3.34	6.16	2.2
	绿豆	100	316	12.3	21.6	0.8	6.4	55.6	130	22	0.25	0.11	2.0	10.95	81	6.5	2.18	4.28	3.2
	黑豆	100	381	9.9	36.1	15.9	10.2	23.3	30	5	0.2	0.33	2.0	17.36	224	7.0	4.18	6.79	3.0
	芸豆	100	306	9.8	22.4	0.6	10.5	52.8	—	—	—	—	—	—	349	8.7	2.22	14.02	10.5
	豆角	96	30	90.0	2.5	0.2	2.1	4.6	200	33	0.05	0.07	0.9	2.24	29	1.5	0.54	2.16	3.4
	黄豆芽	100	44	88.8	4.5	1.6	1.5	3.0	30	5	0.04	0.07	0.6	0.80	21	0.9	0.54	0.96	7.2
	绿豆芽	100	18	94.6	2.1	0.1	0.8	2.1	20	3	0.05	0.06	0.5	0.19	9	0.6	0.35	0.50	4.4
	豆浆	100	13	96.4	1.8	0.7	1.1	0	90	15	0.02	0.02	0.1	0.80	10	0.5	0.24	0.14	3.0
	豆腐	100	81	82.8	8.1	3.7	0.4	3.8	—	—	0.04	0.03	0.2	2.71	164	1.9	1.11	2.30	76.0
	豆腐干	100	140	65.2	16.2	3.6	0.8	10.7	—	—	0.03	0.07	0.3	—	308	4.9	1.76	0.02	3.1
	豆腐乳	100	151	61.2	12.0	8.1	0.6	7.6	90	15	0.02	0.21	0.5	7.24	87	11.5	1.67	6.73	3091.3

类别	食物	食部	能量	水分	蛋白质	脂肪	纤维	碳水										
根茎类	马铃薯	94	76	79.8	2.0	0.2	0.7	16.5	30	5	0.08	0.04	1.1	0.34	8	0.8	0.37	0.78	2.7
	白萝卜	95	20	93.4	0.9	0.1	1.0	4.0	20	3	0.02	0.03	0.3	0.92	36	0.5	0.30	0.61	61.8
	胡萝卜	96	37	89.2	1.0	0.2	1.1	7.7	4130	688	0.04	0.03	0.6	0.41	32	1.0	0.23	0.63	71.4
	青萝卜	95	31	91.0	1.3	0.2	0.8	6.0	60	10	0.04	0.06	—	0.22	40	0.8	0.34	0.59	69.9
	藕	88	70	80.5	1.9	0.2	1.2	15.2	20	3	0.09	0.03	0.3	0.73	39	1.4	0.23	0.39	44.2
	竹笋	63	19	92.8	2.6	0.2	1.8	1.8	—	—	0.08	0.08	0.6	0.05	9	0.5	0.33	0.04	0.4
	大蒜	89	136	63.8	5.2	0.2	1.2	28.4	20	3	0.29	0.06	0.8	0.68	10	1.3	0.64	5.54	8.3
	姜	95	41	87.0	1.3	0.6	2.7	2.6	170	28	0.02	0.03	0.8	—	27	1.4	0.34	0.56	14.9
茎、叶、花类	大白菜	83	15	95.1	1.4	0.1	0.9	2.1	80	13	0.03	0.04	0.4	0.36	35	0.6	0.61	0.39	48.4
	菠菜	89	24	91.2	2.6	0.3	1.7	2.8	2920	487	0.04	0.11	0.6	1.74	66	2.9	0.85	0.97	85.2
	卷心菜	86	22	93.2	1.5	0.2	1.0	3.6	70	12	0.03	0.03	0.4	0.50	49	0.6	0.25	0.96	27.2
	生菜	94	13	95.8	1.3	0.3	0.7	1.3	1790	298	0.03	0.06	0.4	1.02	34	0.9	0.27	1.15	32.8
	芹菜	66	20	93.1	1.2	0.2	1.2	3.3	340	57	0.02	0.06	0.4	1.32	80	1.2	0.24	0.57	159.0
	韭菜	90	26	91.8	2.4	0.4	1.4	3.2	1410	235	0.02	0.09	0.8	0.96	42	1.6	0.43	1.38	8.1
	油菜	87	23	92.9	1.8	0.5	1.1	2.7	620	103	0.04	0.11	0.7	0.88	108	1.2	0.33	0.79	55.8
	菜花	82	24	92.4	2.1	0.2	1.2	3.4	30	5	0.03	0.08	0.6	0.43	23	1.1	0.38	0.73	31.6
	西兰花	83	33	90.3	4.1	0.6	1.6	2.7	7210	1202	0.09	0.13	0.9	0.91	67	1.0	0.78	0.71	18.8
	茼蒿	82	21	93.0	1.9	0.3	1.2	2.7	1510	252	0.04	0.09	0.6	0.92	73	2.5	0.35	0.60	161.3
	大葱	82	30	91.0	1.7	0.3	1.3	5.2	60	10	0.03	0.05	0.5	0.30	29	0.7	0.40	0.67	4.8

续表

类别	名称	食部 /%	能量 /kcal	水分 /g	蛋白质 /g	脂肪 /g	膳食纤维 /g	碳水化合物 /g	胡萝卜素或维生素A /μg	视黄醇当量 /μg	硫胺素 /mg	核黄素 /mg	烟酸 /mg	维生素E /mg	钙 /mg	铁 /mg	锌 /mg	硒 /μg	钠 /mg
瓜果类	冬瓜	80	11	96.6	0.4	0.2	0.7	1.9	80	13	0.01	0.01	0.3	0.08	19	0.2	0.07	0.22	1.8
	黄瓜	92	15	95.8	0.8	0.2	0.5	2.4	90	15	0.02	0.03	0.2	0.46	24	0.5	0.18	0.38	4.9
	丝瓜	83	20	94.3	1.0	0.2	0.6	3.6	90	15	0.02	0.04	0.4	0.22	14	0.4	0.06	0.86	2.6
	苦瓜	81	19	93.4	1.0	0.1	1.4	3.5	100	17	0.03	0.03	0.4	0.85	14	0.7	0.36	0.36	2.5
	西葫芦	73	18	94.9	0.8	0.2	0.6	3.2	30	5	0.01	0.03	0.2	0.34	15	0.3	0.03	0.28	5.0
	西瓜	56	25	93.3	0.6	0.1	0.3	5.5	450	75	0.02	0.03	0.2	0.10	8	0.3	0.05	0.17	3.2
	哈密瓜	71	34	91.0	0.5	0.1	0.2	7.7	920	153	…	0.01	…	…	4	…	0.13	0.10	26.7
	番茄	97	19	94.4	0.9	0.2	0.5	3.5	550	92	0.03	0.03	0.6	0.57	10	0.4	0.13	0.15	5.0
	青椒	84	23	91.9	1.4	0.3	2.1	3.7	340	57	0.03	0.04	0.5	0.88	15	0.7	0.22	0.62	2.2
	茄子	93	21	93.4	1.1	0.2	1.3	3.6	50	8	0.02	0.04	0.6	1.13	24	0.5	0.23	0.48	5.4
咸菜类	榨菜	100	29	75.0	2.2	0.3	2.1	4.4	490	83	0.03	0.06	0.5	…	155	3.9	0.63	1.93	4252.6
	萝卜干	100	60	67.7	3.3	0.2	3.4	11.2	—	—	0.04	0.09	0.9	…	53	3.4	1.27	—	4203
	酱黄瓜	90	75	—	4.9	0.1	0.9	13.5	17.1	76.2	0.06	0.01	0.9	…	79	8.4	0.89	2.42	3769.5
	糖蒜	74	114	66.1	2.1	0.2	1.7	25.9	—	—	0.04	0.06	0.2	0.71	38	1.3	0.44	0.80	692.2
	八宝菜	100	72	72.3	4.6	1.4	3.2	10.2	—	—	0.17	0.03	0.2	1.11	110	4.8	0.53	2.20	2843.2

分类	食物																	
鲜果 干果类	苹果	76	52	85.9	0.2	0.2	1.2	0.2	20	3	0.06	0.02	0.2	2.12	4	0.6	0.19	0.12	1.6
	梨	75	32	90.0	0.4	0.1	2.0	7.3	—	—	0.01	0.04	0.1	—	11	—	…	0.70	3.9
	橘	67	45	88.1	1.0	0.2	0.4	9.9	600	100	0.05	0.02	0.3	—	27	0.8	0.22	0.12	0.5
	橙	74	47	87.4	0.8	0.2	0.6	10.5	160	27	0.05	0.04	0.3	0.56	20	0.4	0.14	0.31	1.2
	杏	91	36	89.4	0.9	0.1	1.3	7.8	450	75	0.02	0.03	0.6	0.95	14	0.6	0.20	0.20	2.3
	桃	86	48	86.4	0.9	0.1	1.3	10.9	20	3	0.01	0.03	0.7	1.54	6	0.8	0.34	0.24	5.7
	香蕉	59	91	75.8	1.4	0.2	1.2	20.8	60	10	0.02	0.04	0.7	0.24	7	0.4	0.18	0.87	0.8
	葡萄	86	43	88.7	0.5	0.2	0.4	9.9	50	8	0.04	0.02	0.2	0.70	5	0.4	0.18	0.20	1.3
	草莓	97	30	91.3	1.0	0.2	1.1	6.0	30	5	0.02	0.03	0.3	0.71	18	1.8	0.14	0.70	4.2
	菠萝	68	41	88.4	0.5	0.1	1.3	9.5	200	33	0.03	0.02	0.2	—	12	0.6	0.14	0.24	0.8
	樱桃	80	46	88	1.1	0.2	0.3	9.9	210	35	0.02	0.02	0.6	2.22	11	0.4	0.23	0.21	8.0
	猕猴桃	83	56	83.4	0.8	0.6	2.6	11.9	130	22	0.05	0.02	0.3	2.43	27	1.2	0.57	0.28	10.0
	红枣(干)	80	264	26.9	3.2	0.5	6.2	61.6	10	2	0.04	0.16	0.9	3.04	64	2.3	0.65	1.02	6.2
坚果	核桃(鲜)	43	327	49.8	12.8	29.9	4.3	1.8	—	—	0.07	0.14	1.4	41.17	—	—	—	—	—
	花生(炒)	68	605	2.4	23	51.9	7.1	11.5	60	10	0.10	0.06	…	12.38	53	1.0	2.42	4.80	8.5
	鲜板栗	81	168	57.3	31	0.7	0.8	37.0	60	10	0.09	0.15	0.8	4.56	17	1.2	1.32	1.13	3.0
	松子(炒)	31	619	3.6	14.1	58.5	12.4	9.0	30	5	…	0.11	3.8	25.20	161	5.2	5.49	0.62	3.0
	葵花子	52	616	2.0	22.6	52.8	4.8	12.5	30	5	0.43	0.03	3.0	24.36	107	4.9	6.06	21.80	4.6
菌藻类	平菇	93	20	92.5	1.9	0.3	2.3	2.3	10	2	0.06	0.16	3.1	0.79	5	1.0	0.61	1.07	3.8
	香菇(干)	95	211	12.3	20.0	1.2	31.6	30.1	20	3	0.19	1.26	20.5	0.66	83	10.5	8.57	6.42	11.2
	海带	100	17	94.4	1.2	0.1	0.5	1.6	—	—	0.02	0.15	1.3	1.85	46	0.9	0.16	9.54	8.6
	木耳	100	205	15.5	12.1	1.5	29.9	35.7	100	17	0.17	0.44	2.5	11.34	247	97.4	3.18	3.72	48.5
	紫菜	100	207	12.7	26.7	1.1	21.6	22.5	1370	228	0.27	1.02	7.3	1.82	264	54.9	2.47	7.22	710.5

续表

类别	名称	食部 /%	能量 /kcal	水分 /g	蛋白质 /g	脂肪 /g	膳食纤维 /g	碳水化合物 /g	胡萝卜素或维生素A /μg	视黄醇当量 /μg	硫胺素 /mg	核黄素 /mg	烟酸 /mg	维生素E /mg	钙 /mg	铁 /mg	锌 /mg	硒 /μg	钠 /mg
肉禽类	猪肉	100	395	46.8	13.2	37.0	—	2.4	114	114	0.22	0.16	3.5	0.49	6	1.6	2.06	11.97	59.4
	猪肝	99	129	70.7	19.3	3.5	—	5.0	4972	4972	0.21	2.08	15.0	0.86	6	22.6	5.78	19.21	68.6
	猪心	97	119	76.0	16.6	5.3	—	1.1	13	13	0.19	0.48	6.8	0.74	12	4.3	1.90	14.94	71.2
	猪血	100	55	85.8	12.2	0.3	—	0.9	—	—	0.03	0.04	0.3	0.20	4	8.7	0.28	7.94	56.0
	瘦牛肉	100	106	75.2	20.2	2.3	—	1.2	6	6	0.07	0.13	6.3	0.35	9	2.8	3.71	10.55	53.6
	羊肉	90	198	66.9	19.0	14.1	—	0	22	22	0.05	0.14	4.5	0.26	6	2.3	3.22	32.20	80.6
	鸡	66	1367	69.0	19.3	9.4	—	1.3	48	48	0.05	0.09	5.6	0.67	9	1.4	1.09	11.75	63.6
	鸭	68	240	63.9	15.5	19.7	—	0.2	52	52	0.08	0.22	4.2	0.27	6	2.2	1.33	12.25	69.0
	鹅	63	245	62.9	17.9	19.9	—	0	42	42	0.07	0.23	4.9	0.22	4	3.8	1.36	17.68	58.8
蛋类	鸡蛋	88	156	73.8	12.8	11.1	—	1.0	194	194	0.13	0.32	0.2	2.29	44	2.3	1.01	14.98	125.7
	鸭蛋	87	180	70.3	12.6	13.0	—	3.1	261	261	0.17	0.35	0.2	4.98	62	2.9	1.67	15.68	106.0
	松花蛋	90	171	68.4	14.2	10.7	—	4.5	215	215	0.06	0.18	0.1	3.05	63	0.06	0.12	25.24	542.7
	鹅蛋	87	196	69.3	11.1	15.6	—	2.8	192	192	0.08	0.30	0.4	4.50	34	4.1	1.43	27.24	90.6
	咸鸭蛋	88	190	61.3	12.7	12.7	—	6.3	134	134	0.16	0.33	0.1	6.25	118	3.6	1.74	24.04	2706.1

类别	食物																		
	母乳	100	65	87.6	1.3	3.4	—	7.4	11	11	0.01	0.05	0.2	—	30	0.1	0.28	—	—
	牛乳	100	54	89.8	3.0	3.2	—	3.4	24	24	0.03	0.14	0.1	0.21	104	0.3	0.42	1.94	37.2
乳类及制品	羊乳	100	59	88.9	1.5	3.5	—	5.4	84	84	0.04	0.12	2.1	0.19	82	0.5	0.29	1.75	20.6
	酸奶	100	72	84.7	2.5	2.7	—	9.3	26	26	0.03	0.15	0.2	0.12	118	0.4	0.53	1.71	39.8
	牛乳粉	100	478	2.3	20.1	21.2	—	51.7	141	141	0.11	0.73	0.9	0.48	676	1.2	3.14	11.80	260.1
	鲅鱼	80	122	72.5	21.2	3.1	—	2.2	19	19	0.03	0.04	2.1	0.71	35	0.8	1.39	51.81	74.2
	带鱼	76	127	73.3	17.7	4.9	—	3.1	29	29	0.02	0.06	2.8	0.82	28	1.2	0.70	36.57	150.1
	黄花鱼	63	99	77.9	17.9	3.0	—	0.1	…	…	0.04	0.04	2.3	1.19	78	0.9	0.94	55.20	103.0
	鲤鱼	54	109	76.7	17.6	4.1	—	0.5	25	25	0.03	0.09	2.7	1.27	50	1.0	2.08	15.38	53.7
	草鱼	58	112	77.3	16.6	5.2	—	0	11	11	0.04	0.11	2.8	2.03	38	0.8	0.87	6.66	46.0
水产类	鲫鱼	54	108	75.4	17.1	2.7	—	3.8	17	17	0.04	0.09	2.3	—	79	1.3	1.94	—	—
	墨鱼	69	82	79.2	15.2	0.9	—	3.4	—	—	0.02	0.04	400	165.5	1.34	1.0	1.34	37.52	1.0
	鱿鱼	98	75	81.4	18.3	0.8	—	0	16	16	…	0.03	16	134.7	1.36	0.5	1.36	13.65	0.5
	河虾	86	84	78.1	16.4	2.4	—	1.0	48	48	0.04	0.03	…	5.33	325	4.0	2.24	29.65	133.8
	龙虾	46	90	77.6	18.9	1.1	—	2.5	—	…	微	0.03	4.3	3.58	21	1.3	2.79	39.36	190.0
	虾皮	100	153	42.4	30.7	2.2	—	2.5	19	19	0.02	0.14	3.1	0.92	991	6.7	1.93	74.43	5057.7
	海参	93	262	18.9	50.2	4.8	—	4.5	39	39	0.04	0.13	356	4967.8	2.24	9.0	2.24	150.0	9.0
	海蜇皮	100	33	76.5	3.7	0.3	—	3.8	—	—	0.03	0.05	160	325.0	0.55	4.8	0.55	15.54	4.8

续表

类别	名称	食部/%	能量/kcal	水分/g	蛋白质/g	脂肪/g	膳食纤维/g	碳水化合物/g	胡萝卜素或维生素A/μg	视黄醇当量/μg	硫胺素/mg	核黄素/mg	烟酸/mg	维生素E/mg	钙/mg	铁/mg	锌/mg	硒/μg	钠/mg
油脂类	豆油	100	899	0.1	…	99.9	—	0	—	—	…	微	微	93.08	13	2.0	1.09	3.32	4.9
	花生油	100	899	0.1	…	99.9	—	0	—	—	…	微	微	42.06	12	2.9	8.48	2.29	3.5
	葵花子油	100	899	0.1	…	99.9	—	0	—	—	…	…	…	54.06	2	1.0	0.11	0.02	2.8
	玉米油	100	895	0.2	…	99.2	—	0.5	—	—	…	…	…	51.94	1	1.4	0.26	3.86	1.4
	色拉油	100	898	0.2	…	99.8	—	0	…	—	…	微	微	24.01	18	1.7	0.23	1.87	5.1
	芝麻油	100	898	0.1	…	99.7	—	0.2	—	—	…	微	微	68.53	9	2.2	0.17	8.41	1.1
	猪油	100	897	0.2	…	99.6	—	0.2	27	27	0.02	0.03	…	5.21	—	—	—	—	—
调味品类	酱油	100	63	67.3	5.6	0.1	0.2	9.9	—	—	0.05	0.13	1.7	…	66	8.6	1.17	1.39	5757.0
	醋	100	31	90.6	2.1	0.3	…	4.9	—	—	0.03	0.05	1.4	—	17	6.0	1.25	2.43	262.1
	盐	100	0	0.1	…	…	…	0	—	—	—	—	—	—	22	1.0	0.24	1.00	25127.2
	味精	100	268	0.2	40.1	0.2	—	26.5	—	—	0.08	—	0.3	—	100	102	0.31	0.98	21053.0
	甜面酱	100	136	53.9	5.5	0.6	1.4	27.1	30	5	0.03	0.14	2.0	2.16	29	3.6	1.38	5.81	2097.2

表中所用用符号："…"为未检出；"—"为未测定；"微"为痕迹量；"0"为不含此成分。

参考文献

［1］张水华主编. 食品分析实验. 北京：化学工业出版社，2006.

［2］高向阳主编. 食品分析与检验. 北京：中国计量出版社，2006.

［3］康臻主编. 食品分析与检验. 北京：中国轻工业出版社，2006.

［4］李述刚主编. 食品加工及检验技术实验指导. 北京：北京邮电大学出版社，2012.

［5］吴坤主编. 营养与食品卫生学实习指导. 北京：人民卫生出版社，2003.

［6］李华文，邵继红主编. 营养与食品卫生学实习指导. 北京：科学出版社，2012.

［7］李京东，倪雪朋主编. 食品营养与卫生. 北京：中国轻工业出版社，2011.

［8］汪东风主编. 食品科学实验技术. 北京：中国轻工业出版社，2006.

［9］孙平主编. 食品分析. 北京：化学工业出版社，2005.

［10］贾建辉主编. 大豆油脂的生产与检验技术. 北京：化学工业出版社，2012.

［11］杨文博主编. 微生物学实验. 北京：化学工业出版社，2004.

［12］刘慧主编. 现代食品微生物学实验技术. 北京：中国轻工业出版社，2006.

［13］周建新主编. 食品微生物学检验. 北京：化学工业出版社，2011.

［14］王丽琼主编. 食品营养与卫生. 北京：化学工业出版社，2008.

［15］赵斌，何绍江主编. 微生物学实验. 北京：科学出版社，2002.

［16］牛天贵主编. 食品微生物学实验技术. 北京：中国农业大学出版社，2002.

［17］金邦荃主编. 营养学实验与指导. 南京：东南大学出版社，2008.

［18］中国就业培训技术指导中心组织编写. 公共营养师（国家职业资格三级）. 北京：中国劳动社会保障出版社，2009.

［19］中国就业培训技术指导中心组织编写. 公共营养师（国家职业资格二级）. 北京：中国劳动社会保障出版社，2009.

[20] 刘爱月，王亚伟主编. 食品营养与卫生实训及习题. 大连：大连理工大学出版社，2009.

[21] 李世敏主编. 应用营养学与食品卫生管理. 北京：中国农业出版社，2002.

[22] 于守洋，刘志诚主编. 营养与食品卫生监督检验方法指南. 北京：人民卫生出版社，1989.

[23] 陶宁萍，王锡昌编著. 食品营养与健康. 北京：中国轻工业出版社，2013.

[24] 刘长春主编. 食品检验工（高级）. 北京：机械工业出版社，2012.

[25] 王维群主编. 营养学. 北京：高等教育出版社，2001.